刘大同疑难病临床经验辑要

主　编　徐亚文　高洪波　刘奇峰　滕瑛钰

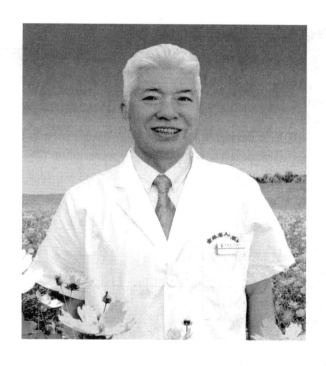

吉林科学技术出版社

图书在版编目（CIP）数据

刘大同疑难病临床经验辑要 / 徐亚文等主编. -- 长
春：吉林科学技术出版社，2021.8
ISBN 978-7-5578-8427-7

Ⅰ．①刘… Ⅱ．①徐… Ⅲ．①疑难病－中医临床－经
验－中国－现代 Ⅳ．①R249.7

中国版本图书馆CIP数据核字（2021）第150211号

刘大同疑难病临床经验辑要

主　　编　徐亚文　高洪波　刘奇峰　滕瑛钰
出 版 人　宛　霞
责任编辑　张丽敏
助理编辑　米庆红
封面设计　长春美印图文设计有限公司
制　　版　长春美印图文设计有限公司
幅面尺寸　170 mm×240 mm　1/16
字　　数　100千字
印　　张　6
印　　数　1-1500册
版　　次　2021年8月第1版
印　　次　2022年5月第2次印刷

出　　版　吉林科学技术出版社
发　　行　吉林科学技术出版社
地　　址　长春市福祉大路5788号
邮　　编　130118
发行部电话/传真　0431-81629529　81629530　81629531
　　　　　　　　　　81629532　81629533　81629534
储运部电话　0431-86059116
编辑部电话　0431-81629518
印　　刷　保定市铭泰达印刷有限公司

书　　号　ISBN 978-7-5578-8427-7
定　　价　28.00元

编委会

序

中医是中华民族的国粹，博大精深，是东方古老智慧的结晶。理论深奥复杂，很多术语概念在今天的语境下，让普通大众难以窥其奥妙。

《刘大同疑难病临床经验辑要》以通俗易懂的方式，纪录和体现了刘大同教授的中医学术思想、临床经验、具体案例及行之有效的方剂，向读者展现了中华医药文化的实用价值以及潜力和魅力。

刘大同教授从医近五十余年，始终秉持医、教、研相结合，博览群书，融汇中西，理论联系实际，积累了丰富的实践经验，提出了"生血四法"、"解毒生血法"，科研成果颇丰。他率先提出治疗再生障碍性贫血等血液系统疾病取得了显著疗效，被许多专家学者认可与采纳。主持研制的中成药"血宝"被列为"国家中药保 护品种"并在全国推广应用。他对血液病、心脑血管疾病、肾病、肿瘤及内科疑难杂证的诊疗，见解独特，研究极为深入，且疗效卓著。形成了一整套思辨体系和系列有效方药，尤其对再生障碍性贫血的临床与理论研究处于国内先进水平。

大爱成就大医。他重视中医教学与中医文化的传播，始终耕耘在教学前沿，将一生所学和经验毫无保留地传授给学生，践行其大医精诚的杏坛理念。

本书由刘大同教授得意门生徐亚文、高洪波等共同编著。他们是吉林省中医及中西医结合血液病领域的学科及学术带头人，在跟师学习过程中，继承了刘大同教授的学术思想，依托于丰富的临床经验，使刘大同教授的疑难病研究不断发扬光大，在中医疑难病方面有较深造诣。刘大同教授同时还培养了刘奇峰、滕瑛钰、赵兵、刘俊峰等国家师承学生，壮大了吉林省中医人才队伍。

古人云：夫医者，非仁爱不可托也。大爱成就大医，《刘大同疑难病临床经验 辑要》传薪播火，怀仁济世，继承、发扬、光大中医文化。《刘大同疑难病临床经验辑要》的出版，礼赞古老的中医文化的同时，也必将对中医药事业的继承和创新迈出坚实一步。吾乐于为序。

中华中西医结合血液病专业委员会名誉主任委员　刘　峰

前　言

刘大同（1943～2021），辽宁省沈阳市人，毕业于长春中医药大学。吉林省人民医院教授，主任医师，博士生导师。第三、第四、第五、第六批"全国名老中医药专家学术经验继承工作"指导老师，成立了全国名老中医药专家传承工作刘大同工作室。

刘大同教授从医近五十多年来，一直走医、教、研相结合，中西医相结合的道路。勤于实践，熟读经典，勤学古训，博采众方，博览群书，融汇中西。诚拜名师，从师胡永盛、周霭祥等知名专家。勇于创新，擅长血液病、心脑血管病、肾病、肿瘤、疑难杂证的诊疗。研究深入，见解独特，疗效显著。特别对于再生障碍性贫血的临床与理论研究，居国内先进水平。刘教授对血液病从"毒"治疗；心脑血管病从"痰"从"瘀"治疗；肾病从"化气行水"治疗；糖尿病从"肝"从"脾"治疗；疑难杂证从"痰、浊、气"治疗等，形成了一整套思辨体系和系列有效方药。他于1985年在国家核心刊物上首提"解毒生血法"后，受到国内同行的高度重视、合作和发展，并获得了实验室研究佐证。目前在全国广泛应用，疗效甚佳，业已成为全国公认的治疗血液病的重要法则。虽年逾古稀，仍奋斗在医疗第一线，患者来自全国各地，国外患者慕名前来求诊。迄今共撰写医学科技论文七十余篇；合作撰写医学著作五部；中标课题四项；获吉林省"科技进步三等奖"一项；吉林省省中医药学会"科学技术一等奖"一项；中华中医药学会"科学技术二等奖"一项；获吉林省"科技成果证书"二项；获"国家专利证书"一项；获国家科委"第三届全国新技术新产品展销会优秀奖"一项；他所研制的中成药"血宝"被列入"国家中医药保护品种"，现已推广全国。吉林省人民医院建院七十周年获"终身贡献奖"。

刘大同教授重视中医教学与中医文化的传播，经常参加学术讲座，兼职为省医院"西学中班"授课老师，为省医院卫校授课八年，经常为医学院校学生带教授课等。讲课引经据典，深入浅出，深受学生爱戴和欢迎，为中医事业培养了数目众多的人才。前后共承担了全国第三、第四、第五、第六批名老中医药专家学术经验继承工作指导老师的任务。工作认真，诲人不倦，毫无保留的将一生所学和经验，传授给后学者，使后学者获得真传。

　　曾兼任中华中医药学会科学技术奖评审委员、血液病专业委员会常务委员、内科心病分会委员、养生康复分会理事；中国中西医结合学会血液学专业委员会常务委员、心血管专业委员会委员；吉林省中医药学会高级顾问；吉林省中西医结合学会血液病专业委员会荣誉主任委员，吉林省中医药学会血液病专业委员会荣誉主任委员，吉林省针灸学会顾问，吉林省抗癌志愿者协会中医癌症防治专业委员会主任委员等职。并获吉林省老龄委授予"吉林最美老人"等荣誉称号。

目　录

肺系病案

清金化痰汤

【组成】白果15g，麻黄10g，款冬花30g，紫菀20g，石膏30g，百部15g，白前15g，桑皮20g，半夏15g，茯苓40g，枇杷叶20g。

【功效】祛风解表，化痰止咳。

【适应症】风寒咳嗽

【刘氏临症心得】患者高某某，女49岁，该患者咳嗽，咳痰3周余，口服感冒药，止咳等药物治疗后，患者病情未见明显改善，为进一步治疗来诊，就诊时咳嗽，咳痰，痰色白。遇寒加重，乏力，舌淡，苔薄白，脉弦紧。方药：给予上方3副，患者服后，痰量减少，咳嗽减轻，乏力状态有一定改善。后在原方中加入杏仁15g，前胡15g增加止咳作用。继服4副中药治疗后，患者咳嗽基本消失，乏力等症状也有很大改善。

【解读赏析】咳嗽有声无痰为咳。有痰无声谓之嗽，其病寒、热及风。为其致病主因。此处主要以外感咳嗽为主的病症，西方医学主要以抗炎为主，但咳嗽日久多伤肺气。而补肺气，则为中医治疗之长处，故应用之。《医宗金鉴》有云："虽云脏腑皆咳嗽，要在聚胃关肺中，胃浊脾湿嗽痰本，肺失清肃咳因生，风寒火郁燥痰饮，积热虚寒久劳成。"就是说咳嗽的病因除风寒引起外，胃中浊气严重，脾虚脾湿生痰，肺为储痰之器，则出现咳嗽。加之风寒日久生热，煎津为痰，或者肺中积热日久伤及于肺，肺伤则咳。刘大同教授在治疗本病之时，紧扣上述治疗方略。白前、桑白皮、枇杷叶、麻黄，清肺、止咳，解表。紫菀、百部、白果，清肺、降气、化痰，茯苓、石膏，健脾以化痰源，石膏清肺中热。全方清热、化痰、止咳为主，以治疗标。清热、解表、健脾为辅。以绝痰源。全方标本兼治。

编辑整理：赵云鹏

清水滋生饮

【组方】石膏50g，沙参30g，山楂15g，神曲15g，麦芽15g，知母25，大青叶30g，青蒿30g，杏仁15g，地骨皮30g，鳖甲20g。

【功效】清热解毒，养阴补肾

【适应症】肺炎

【刘氏临症心得】患者王某，男66岁，该患者发热，咳嗽，胸痛5天余，患者既往多次罹患肺部感染，曾应用多次、足量抗生素，患者病情在天气变化时反复发作，为进一步治疗而来诊。就诊时咳嗽，咳痰，发热38.50℃，寒战，乏力，舌淡，苔薄白，脉弦数。方药：给予上方5副，患者服药后，痰量减少，咳嗽减轻，发热、寒战减轻，乏力状态有一定改善。后在现有方中加入柴胡15g，款冬花30g，紫苑25g，白及20g，寸冬20g增加养阴、疏肝作用。经4副药物治疗后，患者咳嗽消失，发热消失。

【解读赏析】肺炎在中医属于咳嗽门。以风热犯肺，外寒内热，痰热壅肺，痰浊阻肺为实证。以肺脾气虚、气阴两虚为主的虚症。西方医学主要以抗炎为主的治疗原则。但当患者病情反复发作的情况下，多次应用抗炎药后，伤及肺阴，则出现西药效果欠佳的表现。刘主任本着急者治其标，缓者治其本的治疗原则，应用石膏50g，杏仁15g，大青叶 30g，青蒿30g清热解毒，止咳为主。山楂15g，神曲15g，麦芽15g健脾，以达土生金之目的。沙参30g，知母25g，地骨皮30g，鳖甲20g应用养阴药物，可以滋养肺阴，肾阴之目的。达到金水相生之目的。

编辑整理：赵云鹏

清金养肺饮

【组方】百合25g，生地20g，玄参25g，侧柏叶15g，熟地20g，百部20g，浙贝15g，桔梗15g，生甘草20g，款冬花30g，紫苑25g，鳖甲15g，地骨皮30g，青蒿30g。

【功效】养阴清热，清肺杀虫。

【适应症】肺结核

【刘氏临症心得】患者孙某某，女42岁，低热、咳嗽、咳痰6个月，乏力2个月，加重1周，在当地医院查肺部CT，及结核杆菌实验检查。明确诊断为肺结核。应用西药治疗后，患者表现未见明显改善，为进一步治疗，中西医结合治疗。来我科门诊，寻求中医治疗。症见：咳嗽，咳痰，色黄，乏力，发热 37.6℃，手足心热，舌红，苔薄黄，脉沉弦细弱。方药：给予上述组方6副，治疗后，患者低热症状较发病前有很大改善。但咳嗽，咳痰表现仍较明显，在原方基础上加入杏仁15g经1个月治疗后，患者阴虚症状均有很大改善，未见发热。

【解读赏析】结核病在中医中是归"痨瘵"范畴，是严重的传染性疾病。

祖国医学有很多论述。《医宗金鉴》："痨瘵阴虚虫干血，积热骨蒸咳嗽痰，肌肤甲错目暗黑，始健不泻下为先。"为该病的总括。根据具体的病症也有明确的治疗方法及用药。"痨瘵至泻则必死，不泻能食尚可痊，初取利后宜详审，次服柴胡清骨煎，虚用黄芪鳖甲散，热衰大补养荣参，皮热柴胡、胡连入，骨蒸青蒿鳖甲填，阴虚补阴诸丸剂，阳虚补阳等汤圆，咳嗽自同咳嗽治，咳血成方太平丸。"古人指出痨瘵以气血两败为根本病因的疾病。在虚的基础上感染瘵虫，出现虚实夹杂之症。单补正，则瘵虫不去，则正气不复。但杀虫，则更伤正，治疗本病的要点以补正同时，杀虫清肺。痨瘵在中国历史上曾经造成大规模流行，古人经过多年的实践积累，针对痨瘵的不同阶段应用有效药物。而刘大同教授主张养阴清热，补正杀虫的治疗原则，给予百合、玄参养肺阴，肺阴亏虚，则生内热则应用生地、鳖甲、地骨皮、青蒿养阴清虚热，凉血止血，祛风利湿，侧柏叶、紫苑、熟地，解毒杀虫，应用百部。肺病则鸣。则应用款冬花、浙贝、生甘草止咳化痰。诸药应用桔梗引经，使得治疗痨瘵更系统化、多元化，增加疗效，可以有效控制本病的发展。

编辑整理：赵云鹏

纳气汤

【组方】荆芥15g，前胡15g，桑皮20g，地龙10g，麻黄10g，杏仁15g，石膏30g，生甘草20g，桑叶 20g，苦参15g，款冬花30g，紫苑20g，百部20g，枳壳20g，侧柏叶20g。

【功效】止咳宣肺平喘

【适应症】火热喘急

【刘氏临症心得】患者刘某某，女57岁，咳嗽，咳痰喘4年，加重1周。在当地医院查后，明确诊断为喘证。多次在当地呼吸科住院治疗，应用西药治疗后，患者表现未见明显改善。为进一步治疗，来我科门诊，寻求中医治疗。症见：咳嗽，咳痰，色黄，面赤唇红，手足心热，舌红，苔薄黄，脉沉弦细弱。方药：给予上述组方8副，治疗后，患者喘、面赤唇红、咳嗽症状较看病前有很大改善。但手足心热表现仍较明显，在原方基础上给予鳖甲、地骨皮。经1个月治疗后，患者上述症状均较大改善。

【解读赏析】《至真要大论》中有云："诸气愤郁，皆属于肺，诸萎喘呕、皆属于上。"《刺论》中有云"邪客于手阳明之络，令人气满胸中，喘息而支怯，胸中热。"《热病》篇中有云："热病已得汗出，而脉尚躁，喘且复热，喘甚者死。"在《黄帝内经》中就有喘的记述，说明喘对百姓的伤害是十分大的，智慧的古人对喘病的病因、病机都有了很深入的了解。病情的转归预后都有了比较成熟的认识。刘教授在接纳古人治疗方法的基础上，深入的研究，主张以宣肺平喘为主的治疗原则。同时应用祛火养阴的药物，取得满意的疗效。荆芥、苦参为代表的养肺阴药物，杏仁、前胡为代表的止咳平喘药物，石膏、侧柏叶等清肺热药物，地龙为止痉挛药物，紫苑、百部为代表的清热解毒药物，若肺气弱，则会使肝气反克，故给予枳壳为代表的疏肝理气药物。方中有麻黄、杏仁、石膏、甘草诸药配合起到解表宣肺目的。整方看来，补虚而不助邪，驱邪而不伤正，更好提高疗效。

编辑整理：赵云鹏

神经系病案

定眩汤

【组成】菊花25g，钩藤40g，天麻15g，白蒺藜15g，清半夏15g，石菖蒲15g，胆南星15g，茯苓40，珍珠母50g。

【功用】平肝化痰定眩。

【适应症】眩晕证。

【刘氏临证心得】本方主治风、痰引起的清窍失养，眩即眼花，晕是头晕，两者常同时并见，故统称为"眩晕"，其轻者闭目可止，重者如坐车船，旋转不定，不能站立，或伴有恶心、呕吐、汗出、面色苍白等症状。眩晕为临床常见病证，多见于中老年人，亦可发于青年人。本病可反复发作，妨碍正常工作及生活，严重者可发展为中风、厥证或脱证而危及生命。临床上用中医中药防治眩晕，对控制眩晕的发生、发展具有较好疗效。

曾治孟某某，男，51岁，就诊时症见眩晕，心烦心悸，口苦失眠烦热，多梦易惊，目干涩，饮食可，便秘尿赤，舌红苔黄腻，脉弦滑有力。给予上方加柴胡15g，丹参30g。口服14付后复诊，眩晕缓解，烦热好转，多梦好转，自觉胁肋胀痛，目干涩仍存在，舌红，苔略厚，脉略弦，给予主方加用密蒙花20g，代赭石50g，青箱子20g，谷精草25g。口服14付后眩晕等症基本消失。

眩晕主要是由于情志、饮食内伤，体虚久病，失血劳倦及外伤、手术等病因，引起风、火、痰、瘀上扰清空或精亏血少，清窍失养为基本病机，以头晕、眼花为主要临床表现的一类病证。本病病位在清窍，由气血亏虚、肾精不足致脑髓空虚，清窍失养，或肝阳上亢，痰火上逆，瘀血阻窍而扰动清窍发生眩晕，与肝、脾、肾三脏关系密切。眩晕的病性以虚者居多，故张景岳谓"虚者居其八九"，如肝肾阴虚，肝风内动，气血亏虚，清窍失养，肾精亏虚，脑髓失充。眩晕实证多由痰浊阻遏，升降失常，痰火气逆，上犯清窍，瘀血停着，痹阻清窍而成。眩晕的发病过程中，各种病因病机，可以相互影响，相互转化，形成虚实夹杂，或阴损及阳，阴阳两虚。肝风、痰火上扰清窍，进一步发展可上蒙清窍，阻滞经络，而形成中风；或突发气机逆乱，清窍暂闭或失养，而引起晕厥。

伴肝郁脾虚气血不畅见胸胁胀痛、腹胀、腹泻者可加柴胡15g，丹参30g以疏肝活血。伴肝火目赤肿痛者加密蒙花20g，代赭石50g，青箱子20g，谷精草25g以清热明目退翳。伴头痛恶心欲吐可加代赭石30g，旋复花20g以降逆止呕。伴血瘀经行腹痛者加泽兰25g，当归20g，川芎20g，香附15g以活血养血行气止痛。伴湿滞导致肢体僵硬活动不利，舌边齿痕，苔厚腻者加陈皮15g，茯苓40g，枳实20g，竹茹20g，川芎20g以化痰行气通络。伴顽痰食滞伴咳嗽喘急者加竹茹20g，礞石25g以降气涤痰。痰凝气滞胸腹胀痛者加瓜蒌20g，厚朴20g，枳实25g，丹参30g以化痰行气活血止痛。胸痛明显者也可加瓜蒌20g，薤白15g，元胡20g。伴恶心腹胀，湿浊中阻，脘痞呕吐，可加藿香15g，木香15g以化湿行脾。伴脘腹胀满冷痛、嗳气呕逆、不思饮食脾虚湿困气滞者加草寇15g，木香15g，郁金20g，枳壳20g以行气止痛健脾。

伴气血瘀滞下肢关节痛，舌暗红者加牛膝25g，丹参30g以活血通痹。伴风湿痹痛，肢体麻木痉挛者加威灵仙20g，伸筋草25g，川芎15g，牛膝25g祛风除湿，活血通络。

伴失眠加炒枣仁40g，合欢花25g，夜交藤40g以安神。骨蒸伴耳聋耳鸣加大青叶30g，青蒿30g，龙骨50g，牡蛎50g以清热解毒，镇心安神，收敛固摄。

【解读赏析】眩，视物黑暗不明、头觉昏乱；晕，感觉自身与周围景物旋转。两者并见，统称眩晕。见《三因极一病证方论·眩晕证治》。又称眩运、头旋眼花。《证治汇补·眩晕章》："其状目暗，耳鸣，如立舟车之上，起则欲倒，不省人事。盖眩者言视物皆黑，晕者言视物皆转，二者兼有，方曰眩晕。"《医碥·眩晕》："眩，惑乱也，从目从玄。玄，黑暗也，谓眼见黑暗也，虚人久蹲陡起，眼多黑暗是也；晕与运同，旋转也，所见之物皆旋转如飞，世谓之头旋是也。"因外感六淫，内伤七情，或气血衰弱，脏腑阴阳失调等所致。《东医宝鉴·外形篇》："眩晕，有风，有热，有痰，有气，有虚，有湿。"刘河间主风火，谓"风气甚，而头目眩运者，由风木旺，必是金衰不能制木，而木复生火。风火皆属阳，多为兼化，阳主乎动，两动相搏，则为之旋转"（《素问玄机原病式·五运主病》）。朱丹溪主痰，谓"无痰则不作眩"（《丹溪心法·头眩》）。张景岳主虚，谓"无虚不能作眩"（《景岳全书·杂证谟》）。根据病因、症状之不同，分为风晕、湿晕、痰晕、中暑眩晕、燥火眩晕、气郁眩晕、肝火眩晕、虚晕等。

刘大同老师临床多见以下原因引起眩晕：

1. 伴明显的自身或他物旋转感、倾倒感或视物摇晃不稳。呈阵发性，伴有眼震、平衡失调、站立不稳、指物偏斜及恶心、呕吐、面色苍白、出汗、脉搏血压改变等植物神经症状。头昏常为头重脚轻、眼花等，并无外境或自身旋转的运动幻觉，可由心血管系统疾病、全身中毒、代谢性疾病、眼病、贫血等疾患引起。

2. 应鉴别眩晕为中枢性或外周性，一般前庭外周性眩晕的植物神经症状明显，眼震多为水平性眼震，无神经系统体征，而中枢性的植物神经症状轻或不明显，多有脑干、小脑或顶颞叶损害的症状。

3. 耳源性眩晕常伴有耳鸣和听力减退，常见于美尼埃病，急性迷路炎，内耳损伤，鼓膜内陷或受压及耳石和前庭终末感受器病变（如颅脑外伤，噪音性损伤，药物中毒及椎一基底动脉缺血引起的半规管壶腹的退行性变等）；小脑桥脑角病变伴有 V 、Ⅶ、Ⅸ 、Ⅹ脑神经和锥体束等症状；前庭神经元炎多有上呼吸道或消化道感染诱因，而无听力改变；椎一基底动脉短暂缺血发作多因头位改变诱发，同时伴有复视，视物变形，头面和肢体麻木感，晕厥，猝倒等症状；眩晕性癫痫发作时，可伴有意识丧失，癫痫大发作或其它癫痫症状占位病变、炎症、变性和脱髓鞘病变所致中枢性眩晕，常伴有脑干、小脑或顶颞叶损害体征。

除了以上中药汤剂的治疗方式外，还须加强对患者的健康教育，主要包括

1. 饮食调养。眩晕病人的饮食食谱以富有营养和新鲜清淡为原则，多食蛋类、瘦肉、青菜及水果。忌食肥甘辛辣之物，如肥肉、油炸物、酒类、辣椒等。

2. 精神调养。眩晕病人的精神调养，也是不容忽视的。忧郁恼怒等精神刺激可导致肝阳上亢或肝风内动，诱发眩晕。因此，美尼尔氏综合症病人应胸怀宽广，精神乐观，心情舒畅，情绪稳定，对预防美尼尔氏综合症发病和减轻发作十分重要。

3. 休息起居。过度疲劳，睡眠不足为眩晕的诱发因素之一。不论眩晕发作时或发作后都应注意休息，保证充足的睡眠。美尼尔眩晕综合症病人往往在充足睡眠醒后症状减轻或消失。再者，应尽量避免头颈左右前后的转动，如内耳病变，可因位改变影响前庭系统而发作眩晕；颈椎病患者颈部转动或仰俯，可使椎动脉受压而影响血液循环，脑供血减少而发作眩晕。声和光的刺激也可加重眩晕，故居室宜安静，光线暗淡，或闭目休息。

4. 进行前庭功能锻炼，首先确定激发因素。确定激发因素是根据：（1）病人自己提供的可以激发眩晕的动作和体位；（2）医生检查时发现激发眩晕的体位或动作，如突然转头、抬头、低头、弯腰等动作。将全部激发眩晕的体位和动作列为锻炼项目，先易后难。确定激发眩晕的体位后，进行实地锻炼，每日两次，每次重复激发眩晕的体位和动作，时间尽量长一些，每种动作重复5次以上，天天训练连续1～3个月，绝大多数眩晕者经过锻炼后是可以消除的。但注意要有亲人陪练，因这些动作易诱发眩晕的发作。

临床刘大同老师用于眩晕的中成药有天麻素，脑心通胶囊，养血清脑颗粒，

杞菊地黄丸，血府逐瘀口服液等。应用针灸、推拿、穴位贴敷等也对眩晕疗效较好。

编辑整理：滕瑛钰

通络平肝定颤汤

【组成】全蝎5g，蜈蚣1～2条，菊花25g，钩藤40g，天麻15g，清半夏15g，石菖蒲15g，羌活15g，珍珠母40～50g。

【功用】活血平肝，化痰祛风。

【适应症】颤证。

【刘氏临证心得】颤证是指以头部或肢体摇动颤抖，不能自制为主要临床表现的一种病证。轻者表现为头摇动或手足微颤，重者可见头部振摇，肢体颤动不止，甚则肢节拘急，失去生活自理能力。

曾治刘某某，女，39岁，就诊时手颤半年，胁肋胀痛，小腹坠胀，白带多，饮食差，眠差，大便溏薄，小便可。舌暗，苔白腻，脉弦滑。给予上方口服。14天复诊，自述白带多缓解，手颤好转，经行头痛，胁肋胀痛及小腹坠胀缓解，饮食好转，眠差好转，二便可，舌暗，苔白略厚，脉弦。主方加入白蒺藜15g，川芎20g，僵蚕15g。1个月后复诊，患者头痛，手颤缓解，胁肋胀痛及小腹坠痛基本消失，变天后膝关节酸痛不适，饮食可，眠差，二便可，舌淡红，苔白，脉弦。给予主方加伸筋草25g，密蒙花15g。14天后复诊，诸证缓解停药。

颤证病在筋脉，与肝、脾、肾关系密切，肝风内动，筋脉失养是其基本病机。肝藏血主筋，脾为气血生化之源，主肌肉，肾藏精生髓，肝、脾、肾亏损，则阴精不足，筋脉失养而致肢体震颤，因此，养肝健脾益肾是治本之法。痰浊瘀血阻滞经脉，气血不畅，筋脉失养者，据"血行风自灭"之理，临证当用养血活血、化痰祛瘀通脉之品，对提高治疗效果有重要意义。

颤证属"风病"范畴，临床对各证型的治疗均可在辨证的基础上配合息风之法，而清热、平肝、滋阴、潜阳等也常与息风相伍，常用的药物有钩藤、天麻、珍珠母、全蝎、蜈蚣、白僵蚕等。其中虫类药不但息风定颤，且有搜风通络之功。正如叶天士所言："久病邪正混处其间，草木不能见效，当以虫蚁疏通逐邪。"运用虫类药物，以焙研为末吞服为佳，入煎剂效逊。年高病久，治宜缓图。因老年体衰，加之震颤日久，脏腑气血失调，病理变化复杂，往往难以迅速收效，欲过分求速反易招致诸多变证，故治疗只宜缓缓图之，慎用耗伤气血阴阳等攻伐之品。如能减轻症状，控制发展，则应坚持治疗。

伴头痛者可加白蒺藜15g，川芎20g，僵蚕15g以活血祛风止痛。伴失音，咽喉肿痛者可加荆芥穗15g，僵蚕15g以祛风化痰，消肿止痛。

伴关节酸痛，视物不清者可加伸筋草25g，密蒙花15g以舒筋活血、明目退翳。伴肢体麻木不利，舌质暗可加红花15g，桃仁15g以活血化瘀。四肢挛痛，血虚萎黄，月经不调，瘀血阻滞可加土虫10g，白芍30g以养血舒筋活血通络。

伴胁痛易怒者可加郁金20g，白芍30g以解郁柔肝。伴呃逆，上下不通，食入而反加赭石40g，天冬25g以培补气津，通降胃气。伴便溏食少，干咳无痰，时觉口苦属心热移脾也，可加山药25g，陈皮15g，泽泻25g，苦参15g以健脾补肺利尿。

【解读赏析】根据本病的临床表现，西医学中震颤麻痹，肝豆状核变性，小脑病变的姿位性震颤，特发性震颤，甲状腺功能亢进等均可见该证。

静止性震颤：震颤于静止时发生，如"搓丸样"，见于帕金森病。意向性震颤：在动作时发生，愈近目的愈明显，见于小脑病变。特发性震颤又称家族性、遗传性良性震颤。原发性（良性遗传性）震颤：是一种细微至粗大的慢震颤，通常影响手、头及声带。在50%病例中有常染色体显性遗传因素。震颤可为单侧性，震颤在静止时很轻微或不发生，当病人执行精巧动作时能引发震颤，在上述可使生理性震颤强化的任何因素影响下原发性震颤也会增强，随着年龄的增长，原发性震颤的发病也增多，偶尔被错误地称为老年性震颤。扑翼样震颤：见于肝昏迷早期、慢性肝病。老年性震颤：表现为点头或摇头，无肌张力增高。

生理性震颤：在某些情况下，大多数正常人在两上肢向前平伸时，手部会出现细微的快速震颤。生理性震颤的强化可见于焦虑，紧张，疲劳，代谢紊乱（例如，酒精的戒断，甲状腺毒症），或某些药物的应用（例如，咖啡因及其他磷酸二酯酶抑制剂，β–肾上腺素能激动剂，肾上腺皮质激素）。

特色疗法：

体针疗法。取百会，风池，肝俞，肾俞，合谷，三阴交，太冲等穴，平补平泻法，留针30分钟，间日1次，10次为一疗程。

头针疗法：选顶中线、顶颞后斜线，用毫针刺并接通电针（或激光针、微波针），中等刺激，留针30分钟，每日1次，10次为一疗程。

预防调护：1.预防颤证应注意生活调摄，保持情绪稳定，心情舒畅，避免忧思郁怒等不良精神刺激，饮食宜清淡而富有营养，忌暴饮暴食及嗜食肥甘厚味，戒除烟酒等不良嗜好。此外，避免中毒，中风，颅脑损伤对预防颤证发生有重要意义。2.颤证病人生活要有规律，保持心情愉快和情绪稳定。平时注意加强肢体功能锻炼，适当参加力所能及的体育活动，如太极拳，八段锦，内养功等。病室应保持安静，通风好，温湿度宜人。对于卧床不起的患者，注意帮助患者翻身，经常进行肢体按摩，以防发生褥疮，一旦发生褥疮，要及时处理，按时换药，保持创口干燥，使褥疮早日愈合。

震颤麻痹患者在日常生活中有诸多不便，需要家人给予更多的关怀和照顾。患者家属需要做好如下四项护理：

1. 衣着：选择容易穿脱的拉链衣服及开襟在前，不必套头的衣服。拉链与纽扣可用尼龙粘链代替。尽量穿不用系鞋带的鞋子，不要用橡胶或生胶底的鞋子，因为鞋子着地时，可能会使患者向前倾倒。

2. 洗浴：在浴盆内或淋浴池板上铺上一层止滑的东西如橡胶垫，并可在浴盆内放置一把矮凳，以便让患者坐着淋浴。长握把的海绵、洗浴用的手套等有助于患者洗浴。刮胡子使用电动刮须刀，使用纸杯或塑料杯刷牙。

3. 进餐：因为患者肌肉不协调，不要催患者快吃快喝。喝冷饮可选用有弹性的塑料吸管，喝热饮用有宽把手、且质轻的杯子。在患者的碗或盘子下放一块橡皮垫以防滑动。鼓励患者增加身体活动，饮足够的水，在每天饮食中增加纤维性物质如蔬菜等，必要时或迫不得已时才用通便药物。少吃一些高温油炸食物，减少对高糖，高脂肪食物的摄入，多吃蔬菜、水果、五谷类食物。

4. 预防感染：由于本病患者容易患支气管炎或肺炎，因此，在出现咳嗽或发烧时要马上处理，免得严重感染随之而至。

编辑整理：滕瑛钰

化痰安神汤

【组成】炒枣仁40g，合欢花25g，夜交藤40g，珍珠母50g，清半夏15g，远志15g，石菖蒲15g，胆南星15g。

【功用】化痰安神。

【适应症】不寐证。

【刘氏临证心得】本方主治痰邪引起的各种不寐证，临床常见不易入睡，睡后易醒，醒后不易再次入睡等证。临证轻者入寐困难，时寐时醒，醒后不能再寐，或寐而不酣；重者可彻夜不寐。人体正常睡眠乃阴阳之气自然而有规律地转化结果，这种规律如果被破坏，就可导致不寐证。

曾治孟某，女，27岁，就诊时症见：失眠，腰酸痛，乏力，倦怠，口中异味，口苦，二便可，舌紫暗，苔略厚，脉弦细。给予上方加丹参30g，茯苓50g，龙骨50g，牡蛎50g。口服14天后复诊，失眠缓解，月经腹痛，伴目干，舌暗，苔白，脉弦细。主方加丹皮30g，蒙花20g，赭石40g。口服14天后复诊自述失眠基本缓解，偶见恶心，给予主方加旋复花20g，代赭石50g，竹茹20g。口服14付后痊愈。

本病的基本病机分虚实两方面，实者为七情内伤、肝失条达、饮食失节、痰热上扰。表现为心烦易怒，口苦咽干，便秘溲赤，胸闷且痛，多由心火亢盛、肝郁化火、痰火郁滞、气血阻滞所致；虚者为心肾不交、水火不济、劳倦过度、心脾两虚、痰浊内蕴。阴血不足、心脑失其所养，表现为体质瘦弱，面色无华，神疲懒言，心悸健忘。多因脾失化源、肝失藏血、肾失藏精、脑海空虚所致。化痰法可贯穿始终。

肝郁化火者见不寐，性情急躁易怒，不思饮食，口渴喜饮，目赤口苦，小便黄赤，大便秘结，舌红，苔黄，脉弦而数。可加用龙胆草10g，柴胡15g，泽泻l2g，木通10g，生地黄10g以疏肝清火养阴。舌尖红芒刺者加栀子25g，灯芯草10g清心火。

气滞血瘀证较重者，见烦扰不安，头痛如刺，心慌心跳，夜不成寐；或合目而梦，且易惊醒，甚则数日毫无睡意，神情紧张，痛苦不堪，舌多暗紫，脉多弦细而涩。舌质紫暗可加丹参30g，红花15g，桃仁15g以活血通络。头痛重者加用元胡20g，川楝子30g，乌药20g，如为女性患者兼见月经后期者可再加当归30g，泽兰25g，坤草25g以养血调经止痛。

阴虚火旺者，见心烦不寐，心悸不安，头晕，耳鸣，健忘，腰酸，手足心发热，盗汗，汗多，口渴，咽干或口舌糜烂，舌质红，少苔，脉细数。可加青蒿30g，鳖甲20g，地骨皮30g，麻黄根15g，浮小麦30g，龙骨50g，牡蛎50g以养阴清热止汗。如伴口干苦可加用黄连15g，知母25g，黄柏15g以清火除烦。见腰膝酸软者可加女贞子30g，旱莲草20g以补肝肾强筋骨。

患者气血虚较重者见不易入睡，或睡中梦多，易醒再难入睡，兼见心悸健忘，头晕目眩，肢倦神疲，饮食无味，面色少华，舌质淡，苔薄白，脉细弱。可加黄芪50g，党参30g以益气养血，如伴视物不清可加青箱子25g，谷精草25g，密蒙花20g，茺蔚子25g以明目。

【解读赏析】失眠是睡眠障碍中最常见的病症，近年来，由于生活节奏明显加快，工作竞争激烈等因素增多，导致失眠患者明显增多。失眠中医称不寐，以经常性不能获得正常睡眠为主要特征，是中医神志病中常见的一种病症。不寐病名出自《难经·第四十六难》，中医古籍中亦有"不得卧""不得眠""目不瞑""不眠""少寐"等名称。不寐的主要病位在心脑。由于心神被扰或心神失养、神不守舍而致不寐。亦因肾精亏虚、脑海失滋、神不守持而致失眠。同时，其他脏腑如肝、胆、脾、胃、肾的阴阳气血失调，也可扰动心脑之神而致不寐。如急躁易怒而不寐者，多为肝火内扰；入睡后易惊醒者，多为心胆虚怯；面色少华，肢倦神疲而不寐者，多为脾虚不运，心神失养。

刘大同老师在临床上多见以下原因引起失眠：

1. 因身体疾病造成的失眠。失眠的身体疾病有心脏病、肾病、哮喘、溃疡病、关节炎、骨关节病、肠胃病、高血压、睡眠呼吸暂停综合症、甲状腺功能亢进、夜间肌阵挛综合症、脑疾病等。

2. 因生理造成的失眠。环境的改变，会使人产生生理上的反应，如乘坐车、船、飞机时睡眠环境的变化；卧室内强光、噪音、过冷或过热都可能使人失眠。有的人对环境的适应性强，有的人则非常敏感、适应性差，环境一改变就睡不好。

3. 心理、精神因素导致的失眠。心理因素如焦虑、烦躁不安或情绪低落、心情不愉快等，都是引起失眠的重要原因。生活的打击、工作与学习的压力、未遂的意愿及社会环境的变化等，会使人产生心理和生理反应，导致神经系统的功能异常，造成大脑的功能障碍，从而引起失眠。

4. 服用药物和其他物质引起的失眠。服用中枢兴奋药物可导致失眠，如减肥药苯丙胺等。长期服用安眠药，一旦戒掉，也会出现戒断症状——睡眠浅，噩梦多。茶、咖啡、可乐类饮料等含有中枢神经兴奋剂——咖啡因，晚间饮用可引起失眠。酒精干扰人的睡眠结构，使睡眠变浅，一旦戒酒也会因戒断反应引起失眠。

5. 对失眠的恐惧引起的失眠。有的人对睡眠的期望过高，认为睡得好，身体就百病不侵，睡得不好，身体上易出各种毛病。这种对睡眠的过分迷信，增加了睡眠的压力，容易引起失眠。

除了以上中药汤剂的治疗方式外，还须加强对患者的健康教育，主要包括：

1. 调畅情志，保持良好的心态，避免精神刺激；

2. 养成良好的生活习惯，定时休息，睡前不饮浓茶或咖啡；

3. 注意锻炼身体，参加体育活动；

4. 睡前采取适当的按摩方法，可帮助入睡，如摩擦涌泉穴，常用运动按摩轮，运动按摩前最好用温水洗一下脚，运动按摩后饮一杯水，以便达到最佳效果。坐在高度适中的椅子上，全身放松，双脚自然下垂，踩在按摩轮上前后移动双脚即可，注意交替选择运动按摩方式。可单脚运动按摩；或一只脚做运动按摩，另一只脚做静止穴位刺激按摩；或双腿脚同向运动；或双腿脚反向运动。用力不要过猛，要逐渐加快速度和加大力度。

刘大同老师用于失眠的中成药有舒眠胶囊，芪冬颐心口服液，天王补心丹，甜梦胶囊，枣仁安神丸，柏子养心丸，安神补脑液，补肾益脑胶囊等，针灸对于失眠的疗效也很好。

编辑整理：滕瑛钰

平肝止痛汤

【组成】白蒺藜15～25g，川芎15～20g，全蝎5g，蜈蚣1条，清半夏15g，石菖蒲15g，胆南星15g，天麻15g，钩藤40g。

【功用】平肝解郁，化痰通络。

【适应症】头痛证。

【刘氏临证心得】患者可见全头痛，或局部疼痛，性质可为剧痛、隐痛、胀痛、搏动痛等。多为急性起病，反复发作，发病前多有诱因，部分病人有先兆症状。见头重痛如裹，头痛绵绵，头痛昏蒙，心烦易怒，或兼耳鸣胁痛胸脘满闷，呕恶痰涎，苔白腻，或舌胖大有齿痕，脉弦滑者。

曾治张某某，女，41岁，就诊时症见头重痛如裹，头痛绵绵，心烦易怒，或兼耳鸣胁痛胸脘满闷，口苦，乏力，四肢困重，小便可，大便粘腻，舌尖略红，苔白腻，脉弦滑。给予上方加陈皮15g，茯苓30g，枳实20g，竹茹20g，黄连15g。口服14天后复诊，自觉头痛略缓解，仍有巅顶痛，目干痛，舌淡，苔白，脉弦细。给予主方加用白蒺藜15g，藁本15g，元胡15g。口服14天后复诊，患者头痛缓解，偶见恶心，给予主方加菊花25g，竹茹20g，柴胡15g口服14付后基本痊愈。

刘大同老师认为头痛主要由于外感与内伤原因，致使脉络拘急或失养，清窍不利所引起以头部疼痛为主要临床特征的疾病。头痛既是一种常见病证，也是一个常见症状，可以发生于多种急慢性疾病过程中，有时亦是某些相关疾病加重或恶化的先兆。头痛一般发病较急，痛势较剧，痛无休止，多属实证，治法以祛风为主。内伤头痛则多属虚证，治法以补虚为主。至于痰浊、瘀血头痛多为虚中挟实，本虚标实，治疗时应分别标本缓急，头痛剧烈则以治标实为先，头痛缓解则以补虚为主。

患者侧头痛伴恶心呕吐者可加菊花25g，竹茹20g，柴胡15g以疏肝清热降逆止呕。患者见太阳膀胱经后头痛可加羌活15g，藁本20g以祛风散寒、通络止痛。患者为风寒引起的侧头痛、跳痛可以川芎20g，白芷15g，细辛5g以活血行气，祛风止痛。巅顶痛者可加藁本20g，羌活15g，元胡20g以祛风散寒除湿止痛。

脾虚食少腹胀者可加茯苓40g，枳实25g，陈皮15g以利水化痰消积。气血瘀滞重伴痛经者可加用桃仁15g，红花15g，土虫10g，虻虫10g以活血祛瘀通经。伴有症瘕痞块者可加用坤草25g，莪术20g以行气破血消积止痛。多汗者可加用浮小麦30g，麻黄根15g，黄芪30g以益气固表止汗。伴胁痛，目花者可加用川芎15g，菊花25g，柴胡15g以疏肝明目止痛。

【解读赏析】我国对头痛病认识很早，在殷商甲骨文就有"疾首"的记载，《内经》称本病为"脑风""首风"，《素问·风论》认为其病因乃外在风邪寒气犯于头脑而致。《素问·五脏生成》还提出"是以头痛癫疾，下虚上实"的病机。汉·《伤寒论》在太阳病、阳明病、少阳病、厥阴病篇章中较详细地论述了外感头痛病的辨证论治。隋·《诸病源候论》已认识到"风痰相结，上冲于头"可致头痛。宋·《三因极一病证方论》对内伤头痛已有较充分的认识，认为"有气血食厥而疼者，有五脏气郁厥而疼者"。金元以后，对头痛病的认识日臻完善。《东垣十书》指出外感与内伤均可引起头痛，据病因和症状不同而有伤寒头痛、湿热头痛、偏头痛、真头痛、气虚头痛、血虚头痛、气血俱虚头痛、厥逆头痛等，还补充了太阴头痛和少阴头痛，从而为头痛分经用药创造了条件。《丹溪心法》认为头痛多因痰与火。《普济方》认为："气血俱虚，风邪伤于阳经，人于脑中，则令人头痛。"明《古今医统大全·头痛大法分内外之因》对头痛病进行总结说："头痛自内而致者，气血痰饮、五脏气郁之病，东垣论气虚、血虚、痰厥头痛之类是也；自外而致者，风寒暑湿之病，仲景伤寒、东垣六经之类是也。"另外，文献有头风之名，实际仍属头痛。正如《证治准绳·头痛》所说："医书多分头痛、头风为二门，然一病也，但有新久去留之分耳。浅而近者名头痛，其痛卒然而至，易于解散速安也；深而远者为头风，其痛作止不常，愈后遇触复发也。皆当验其邪所从来而治之。"

头痛一般发病较急，痛势较剧，痛无休止，多属实证，治法以祛风为主。内伤头痛则多属虚证，治法以补虚为主。至于痰浊、瘀血头痛多为虚中挟实，本虚标实，治疗时应分别标本缓急，头痛剧烈则以治标实为先，头痛缓解则以补虚为主。

本病近年来发病率呈上升趋势，尤其偏头痛，一般人群发病率达5％，流行病学调查表明，我国患病率为985.2/10万，30岁以下发病者逐年增长，男女患病率之比约为1∶4。相当数量的病人尤其久治不愈者，往往求治于中医。

引起头痛的病因众多，大致可分为原发性和继发性两类。前者不能归因于某一确切病因，也可称为特发性头痛，常见的如偏头痛、紧张型头痛；后者病因可涉及各种颅内病变如脑血管疾病、颅内感染、颅脑外伤，全身性疾病如发热、内环境紊乱以及滥用精神活性药物等。具体如下：

1. 感染，颅脑感染或身体其他系统急性感染引发的发热性疾病。常引发头痛的颅脑感染如脑膜炎、脑膜脑炎、脑炎、脑脓肿、颅内寄生虫感染（如囊虫、包虫）等。急性感染如流行性感冒、肺炎等疾病。

2. 血管病变，蛛网膜下隙出血、脑出血、脑血栓形成、脑栓塞、高血压脑病、脑供血不足、脑血管畸形等。

3. 占位性病变，颅脑肿瘤、颅内转移癌、炎性脱髓鞘假瘤等引起颅内压增高引发的头痛。

4. 头面、颈部神经病变，头面部支配神经痛：如三叉神经、舌咽神经及枕神经痛。头面五官科疾患如眼、耳、鼻和牙疾病所致的头痛。颈椎病及其他颈部疾病引发头颈部疼痛。

5. 全身系统性疾病，高血压病、贫血、肺性脑病、中暑等引起头痛。

6. 颅脑外伤，如脑震荡、脑挫伤、硬膜下血肿、颅内血肿、脑外伤后遗症。

7. 毒物及药物中毒，如酒精、一氧化碳、有机磷、药物（如颠茄、水杨酸类）等中毒。

8. 内环境紊乱及精神因素，月经期及绝经期头痛。神经症躯体化障碍及癔症性头痛。

9. 其他，如偏头痛、丛集性头痛（组胺性头痛）、头痛型癫痫。

中医特色疗法。艾灸阿是穴。选穴，一般选头部穴位为主，如选择主穴为百会穴、风池穴和太阳穴。如出现不同部位的头痛，再分经络选穴，如太阳头痛，即后枕部头痛，主选天柱、后溪、申脉穴，如果是两侧头痛，即少阳头痛，主选外关、风池、公孙等穴位。性质不同的头痛，选穴也不同，例如头部出现空痛，中医认为是肾精亏虚所致，要选用远端选穴，可增加后溪、三阴交等穴位。有些疼痛，痛处较固定，痛时较明显，如锥扎般疼痛，手较暗，有瘀斑等这类患者，可增加手和上肢的合谷穴、三阴交穴、血海穴、委中穴，起活血化瘀之功效。头痛非药物物理治疗，包括：物理磁疗法、局部冷（热）敷、吸氧等。对慢性头痛呈反复发作者应给予适当的治疗，以控制头痛频繁发作。

预防及护理措施：头痛的防治应减少可能引发头痛的一切病因，包括避免头、颈部的软组织损伤，感染，避免接触及摄入刺激性食物，避免情绪波动等，同时还应及时诊断及治疗继发头痛的原发性疾病。镇静药、抗癫痫药以及三环类抗抑郁药物对于预防偏头痛、紧张性头痛等原发性头痛发作有一定效果。

1. 头痛与内伤积损有关，故宜调情志，避免情志过激，保持情绪稳定和乐观；调饮食，忌过食肥甘厚味，戒烟酒；防过劳，避免疲劳过度。头痛患者应减少巧克力、乳酪、酒、咖啡、茶叶等易诱发疼痛食物。同时饮食应清淡，忌辛辣刺激、生冷的食物，头痛发作期应禁食火腿、干奶酪、保存过久的野味等食物。

2. 如头痛剧烈、呕吐频频者，当及时作相应诊疗，以防意外。

3. 注意鉴别一般外感发热性头痛与颅内感染性头痛；血管性、紧张性头痛与颅内占位性病变头痛，以防延误诊断危及生命。

刘大同老师临床用于头痛的中成药有头痛宁胶囊，血府逐瘀口服液，元胡止痛滴丸，养血清脑颗粒等。辩证选择静脉注射中药注射剂。肝阳上亢者可予天麻素注射液静脉点滴。瘀阻脑络者予疏血通，丹红，血栓通，血塞通，红花等注射液点滴。

编辑整理：滕瑛钰

清肝降压方

【组成】菊花25g，钩藤40g，天麻15g，柴胡15g，郁金20g，陈皮15g，茯苓40g，地龙15g，牛膝20g。

【功用】清肝和胃，化湿通络益肾。

【适应症】高血压。

【刘氏临证心得】本方主治肝郁脾虚引起的高血压，症见头晕头痛，目胀目干，耳鸣眼花，胸脘满闷，胃纳不振，腰酸腿软，四肢麻木，失眠或入睡易醒，舌红，苔厚，脉弦滑。

曾治曾某，男，31岁。因血压增高半年就诊，血压最高165/90mmHg，口服珍菊降压片等效果不佳，就诊时症见：眩晕头痛，胸脘满闷，纳差，腰酸腿软，眠差，大便粘腻，小便热，舌红，苔厚，脉弦滑。给予上方加枳实25g，竹茹20g，瓜蒌20g。口服7付后复诊，血压略下降，血压155/90mmHg，患者腰酸膝软仍明显，眩晕，纳差，大便溏，便次增加，舌红，苔略厚腻，脉弦滑。原方加入钩藤40g，黄芩15g，牛膝20g。口服7付后复诊，血压150/90mmHg，患者眩晕等症状缓解，胸闷好转，大便粘，夜眠差，舌淡红，苔厚，脉弦滑。原方中加入炒枣仁40g，合欢花25g，厚朴20g。口服14付后复诊，血压150/90mmHg，眩晕头痛好转，由于情绪波动胸胁胀痛加重，纳差，眠差好转，大便粘腻好转，舌淡红，苔白，脉弦。主方加入元胡20g，川楝子30g，香附15g。口服7付后复诊患者血压140/90mmHg，眩晕头痛好转，乏力纳差，眠差好转，大便溏，小便可，舌淡红，苔白，脉弦。主方加入黄芩15g，钩藤40g，天麻15g。口服7付后复诊患者血压130/90mmHg，诸症缓解，停药。

中医古文献中无高血压病的名称，但有关高血压病症状的记载，散见于"眩晕""头痛""肝阳""肝风""中风"等论述中。如《素问·至真要大论》说："诸风掉眩，皆属于肝。"《诸病源候论》说："肝气胜为血有余，则病目赤善怒，逆则头晕，耳聋不聪。"这些论述对现代防治高血压病具有一定的指导作用。中医对高血压病的病因的认识是从头痛、眩晕等病证的病因来阐发的。其病机是由于气血阴阳失调，使脑髓空虚，脉络失养，或清阳不展，或火扰清窍产生了高血压诸症。而肝阳上亢、痰湿中阻、气血亏虚或血瘀、肾阳不足则又是产生气血阴阳失调的病理转枢。素体阳盛或长期郁怒，暗耗了肝阴，使肝郁化火；先天禀赋不足；后天嗜酒肥甘或饥饿劳倦致脾失健运，凡此均构成了初始病因。随其发展又分别成痰湿中阻，气血亏虚，肾阴不足，阴虚阳亢等中介病机。高血压病形成之后，上述初始或中介病机仍存在或进一步发展，则会使内伤积损也进一步发展，引起脏腑失调，阴阳偏胜更为加剧。如果气血瘀阻于脑，则可成为脑血栓而卒中，或瘀阻于心则为胸痹、心绞痛。如果气血上逆，挟痰挟火于清窍，则可出现脑出血卒中。如果内伤积损日久，伤于肾脾，使肾失开合，脾失汽化，水湿内停，即发生水肿、肾衰等病证。

患者巅顶痛明显者加用羌活15g，藁本15g散寒除湿止痛。目赤肿痛重者可加用充裕子20g，谷精草20g，元胡20g以明目止痛。伴颈项僵痛者可加川芎15g，葛根20g，薄荷15g以祛风止痛解肌。胸闷心悸明显者加石菖蒲15g，胆南星15g，瓜蒌20g以清热化痰开胸散结。伴胸胁胀痛明显的可加元胡20g，川楝子30g，香附15g以疏肝行气止痛。

患者伴恶心呕吐、呃逆腹胀者加枳实25g，竹茹20g以化痰降逆行气止呕。口干不欲饮，舌暗者主方加丹参30g，生地25g，白术25g以活血养阴调脾。患者见肢体酸软痹痛者加狗脊25g，防己20g，伸筋草25g以补肝肾、除风湿。患者腹胀重夜间失眠重的加用炒枣仁40g，合欢花25g，厚朴20g以化湿行气安神。

【解读赏析】高血压是一种以体循环动脉血压升高为主要临床表现的综合征。随着病情的发展，可影响心、脑、肾等重要脏器，也是引起其他心血管疾病最常见、最主要的因素。我国的患病率低于国外，约为3%～10%，近年来有逐步上升的趋势。迄今为止，现代西医学关于其发病机制有多种学说，意见尚未趋于一致。鉴于传统降压药对血液、生化、脂类代谢及心理行为尚存在程度不等的副作用，探索中医药治疗高血压是一项很有价值的工作。由于基础及临床医学对几乎为99%的原发性高血压病的认识水平所限，现在对高血压病的病因仍尚未阐明。但较集中于遗传和环境因素的研究阐发。

1. 遗传：是一种目前（但不是将来）不能改变的发病因素。原发性高血压病可能是一种多基因方式的遗传。人们发现的1号染色体长臂上有血管紧张素原（AGT）基因，又叫易感性基因。AGT基因的携带者患原发性高血压病，先兆子痫和妊娠高血压的危险性显著增高。在一般人群中，大约有30%携带AGT基因者。流行病学通过对高血压病患者家系的调查，发现父母均患高血压者，其子女患高血压的概率可达到45%；而父母血压均正常者，其子女患高血压的概率仅为3%。

2. 肥胖和超体重：经临床观察，肥胖者患高血压病是体重正常者的2～6倍。无论是发展中国家还是科技发达的国家，均存在着体重超重者的血压上升较快，体重下降的同时，血压也下降的规律。

3. 钠摄取多：研究发现，氯化钠摄取量增多（超过每日14g）将使血压明显增高。

4. 饮酒：当前已有大量研究报告指出大量饮酒与高血压之间存在相关性。

5. 社会心理素质：有研究报告，强噪音条件下工人的血压平均值高于持续在安静条件下工作的同一工厂的工人。国外对移民研究表明，长期置于有害社会心理环境下可使血压升高。反复过度紧张、精神刺激、过度忧郁、烦躁、睡眠不足，均可引起高血压。高血压病目前尽管是一个原因尚未阐明的疾病，但经多学科的研究，较为成熟的认识是：原发性高血压病的病因是先天遗传易感性与后天环境影响相互结合、相互作用发生的疾病。

现代中医对本病的临床研究起步较早，50年代初，就有用单方治疗本病的报道，并开始积累了一些病例。以后，又出现了用针灸治疗本病的报道，然而，对病因病机的认识比较简单，仅限于"肝阳上亢"。60年代初，提倡辨证施治，突出了中医治病的特色，在理论探讨中，虽已有人提出了本病十个辨证分型的系统治疗方案，然而报道仍以平肝潜阳为主。有人总结了1959～1963年的五年间，中医对高血压病的临床治疗研究概况，表明除单方之外，辨证施治逐渐被重视，其他还有针灸、气功等大量的报道，累计病例达2500例以上。60～70年代中，全国各地为探求简捷、方便、疗效好、副作用少的治疗方法，又进行了各种外治法的探索，如针灸，推拿，气功，磁疗，耳压，放血，药物敷贴，药枕等。又如自我推拿保健，食疗等方法，寓防治高血压病于日常生活中。说明中医治疗本病不仅疗效好，副作用少，而且确实方便、实用。80年代以后，一方面仍有大量的临床报道，另一方面在临床积累的基础上，开展了广泛而深入的临床及实验室研究。至1990年为止，累计病例已达两万五千余例。实验研究中，观察中医辨证分型与肾素——血管紧张素——醛固酮的关系较多。由于辨证分型不一致，或观察方法不同，各家研究的结果差异较大，报道颇不一致，但仍有一定的规律可循。如阴虚火旺者，肾素活性及血管紧张Ⅱ明显低于正常组，而血浆醛固酮则明显高于正常组。激发肾素活性均值，阴虚阳亢型明显低于阴虚型，而气阴两虚型又明显低于阴虚型。在血液流变学方面，阴阳两虚的指标异常幅度最大，血液处于"高凝状态"；痰湿壅盛型的血液处于"轻凝状态"；而阴虚阳亢则介于两者之间。还有通过血清β2微球蛋白含量的分析，发现本病的中医分型与西医分期，有一定的相关性，即肝阳上亢、痰湿中阻二型相当于高血压病Ⅰ期。肝肾阴虚型相当于Ⅱ期，阴阳两虚型相当于Ⅱ期。此外，还有通过水和电解质、性激素、尿核苷酸含量及子午流注与血压的周期变化、舌象脉象的客观指标等等进行了研究。中医通过40年来对高血压病的研究，进展很大，无论在临床或在理论研究方面都有可喜的成就。

刘大同，老师临床治疗高血压最常用的中成药有：牛黄降压丸，珍菊降压片，龙胆泻肝丸，牛黄清心丸等。上述药物可用于临界性轻型高血压病的治疗，有一定降压作用。但缺少对该药的大规模的临床药理评价。

其他特色疗法包括：

针灸取穴：足三里、三阴交；乙组：内关、太冲。电针取穴：合谷，太冲，曲池。

耳穴压丸：主穴：降压点，耳尖，降压沟，交感；配穴：神门，皮质下，心、枕、屏间。

推拿：为自我推拿保健操。预备：养性，静坐10分钟，调匀呼吸；第一节：明目，按揉太阳、攒竹穴；第二节：平肝，按揉百会、率谷穴；第三节：止眩，按揉风池、天柱穴；第四节：醒脑，疏五经，揉风池；第五节：降压，抹桥弓；

第六节：清热，按揉曲池；第七节：补心，按揉内关；第八节：调气，缓慢深呼吸。以上每节做4×8拍，连续做两遍，中间静坐3分钟。

高血压病的预防分为三级：一级预防针对高危人群和整个人群。措施有：减轻体重，改进膳食结构，限制饮酒，增加体育活动。值得提出的是，我国传统养生，体育保健的内容和不同于欧美的高脂、精细饮食结构都是一级预防的重要内容。但我国北方高钠的饮食习惯应纠正。二级预防是针对已发生高血压病的患者。措施为：包括一级预防的内容，并强调控制和戒烟，同时加入采用简便、有效、安全、价廉的药物治疗。本级预防即是脑卒中、冠心病的一级预防。三级预防是高血压重病的抢救，预防其并发症产生和死亡。

临床治疗与康复医疗相结合，可更好地降低血压，减轻症状，稳定疗效，同时可减少药物用量。康复医疗还有助于改善心血管功能及血脂代谢，防治血管硬化，减少脑、心、肾并发症。

康复医疗的作用途径有功能调整与锻炼两个方面：

1. 调整作用：通过气功、太极拳、散步等锻炼及按摩，可以放松精神及肌肉，调整大脑皮质及皮质下中枢的功能，降低肾上腺素能反应，从而扩张周围血管，起降压作用。

2. 锻炼作用：通过适当的耐力性运动，可改善血脂代谢，降低过高的甘油三酯及低密度脂蛋白胆固醇水平，提高高密度脂蛋白胆固醇水平，从而防止血管硬化及继发脑、心、肾并发症。同时可提高心血管功能，降低血粘度，改善末梢循环。

康复医疗的基本方法是：

1. 步行：在良好环境下散步或以常速步行15～30min，有助于降压及改善心血管和代谢功能。

2. 医疗体操：练习太极拳有困难者可教以舒展放松，配合呼吸的体操，可采用太极拳的模拟动作，分节进行。

3. 按摩或自我按摩：按揉风池、太阳及耳穴，抹额及掐内关、神门、合谷、足三里，可助降压及消除症状。

康复医疗中的注意事项有：

1. 着重在精神及躯体放松，结合太极拳或步行，使动静结合，防止运动不足。有血脂过高时应加强耐力性运动。

2. 避免屏气及静止用力，以免引起异常心血管反应，同时避免引起高度兴奋的运动。

3. 有明显脑、心、肾合并症时禁忌或慎用医疗运动。

4. 观察血压、心率反应及症状变化，及时调节运动量及药物用量。

编辑整理：滕瑛钰

通络除痹汤

【组成】黄芪50g，赤芍25-30g，红花15g，桃仁15g，水蛭10g，地龙10g，伸筋草20g，清半夏15g，石菖蒲15g，胆南星15g，川芎20g。

【功用】活血祛风，通络除痹。

【适应症】中风中经络，气虚血瘀症，

【刘氏临证心得】患者症见半身不遂，口舌歪斜，言语蹇涩或不语，偏身麻木，面色㿠白，气短乏力，口角流涎，自汗出，心悸便溏，手足肿胀，舌质暗淡，舌苔薄白或白腻，脉沉细、细缓或细弦。气为血帅，气虚不能运血，气不能行，血不能荣，气血瘀滞，脉络痹阻，则出现半身不遂，口舌歪斜，言语蹇涩或不语，偏身麻木；气虚则面色㿠白，气短乏力，口流涎，自汗出；心气虚故心悸；脾气虚，水湿不运，泛于肌肤则手足肿胀；中气下陷则便溏；舌质暗淡，舌苔薄白或白腻，脉沉细、细缓或细弦，均为气虚血瘀之征象。

曾治杨某某，男，47岁，就诊时症见脑梗后1个月，偏身活动障碍，言语蹇涩，乏力，气短，自汗出，饮食差，眠差，大便溏，小便可，舌淡暗，苔白，脉沉弦。给予上方加川芎20g，全蝎5g，蜈蚣2条。口服14天后复诊，患者肢体活动不利缓解，仍食少，腹胀，肩背强痛，大便溏，舌暗，苔白，脉沉。加陈皮15g，茯苓40g，羌活15g。口服14天后复诊，患者肢体活动功能恢复，活动后自觉腰膝酸软、无力，腹胀缓解，主方加川断25g，木瓜30g，牛膝25g。口服21天后复诊，患者肢体活动基本恢复，腰膝酸软缓解，腹胀消失，停药。

中风是由于正气亏虚，饮食、情志、劳倦内伤等引起气血逆乱，产生风、火、痰、瘀，导致脑脉痹阻或血溢脑脉之外为基本病机，以突然昏仆，半身不遂，口舌歪斜，言语蹇涩或不语，偏身麻木为主要临床表现的病症。根据脑髓神机受损程度的不同，有中经络、中脏腑之分，有相应的临床表现。本病多见于中老年人。四季皆可发病，但以冬春两季最为多见。

伴胸胁胀痛、四肢痉挛重者可加郁金20g，桑枝20g以祛风除湿、理气解郁。伴腰痛、肢体麻木、屈伸不利重者加灵仙20g，鸡血藤40g，骨碎补20g以祛风除湿、补肾舒筋。项背强痛者可加桑枝20g，桂枝15g，葛根20g以解肌温通经络。

腰膝酸软、筋骨无力者可加川断25g，木瓜30g，牛膝25g以补肝肾、强筋骨。伴脾虚食少腹胀重，肩背痛者可加陈皮15g，茯苓40g，羌活15g以运脾化湿通络止痛。腹胀痛明显者加香附15g，川芎20g，莪术15g以行气通络止痛。伴各种结节者加海藻15g，夏枯草25g，苦参15g以解毒散结。目涩伴痛流泪、小便不利者加草决明15g，青葙子20g，泽泻25g以清肝明目利水。患者伴头痛烦躁可见藁本15g，羌活15g，珍珠母50g以祛风散寒，除湿止痛。

【解读赏析】中风病是由于正气亏虚，饮食、情志、劳倦内伤等引起气血逆乱，产生风、火、痰、瘀，导致脑脉痹阻或血溢脑脉之外为基本病机，以突然昏仆、半身不遂、口舌歪斜、言语謇涩或不语、偏身麻木为主要临床表现的病症。根据脑髓神机受损程度的不同，有中经络、中脏腑之分，有相应的临床表现。本病多见于中老年人。四季皆可发病，但以冬春两季最为多见。

中风病严重危害着人类健康，死亡率高，致残率高。居1994年我国城市人口死因的首位，为发达国家人口前三位死因之一。根据80年代对上海市1个区整群抽样36万人的调查，每10万人中风病的年发病率为230人，年死亡率164人，患病率634人。在本病的预防、治疗和康复方面，中医药具有较为显著的疗效和优势。

《内经》虽没有明确提出中风病名，但所记述的"大厥""薄厥""仆击""偏枯""风痱"等病症，与中风病在卒中昏迷期和后遗症期的一些临床表现相似。对本病的病因病机也有一定认识，如《灵枢·刺节真邪》："虚邪偏客于身半，其人深，内居营卫，营卫稍衰，则真气去，邪气独留，发为偏枯。"此外，还认识到本病的发生与个人的体质、饮食、精神刺激等有关，如《素问，通评虚实论》明确指出："仆击、偏枯……肥贵人则膏粱之疾也。"还明确指出中风的病变部位在头部，是由气血逆而不降所致。如《素问·调经论》说："血之与气，并走于上，则为大厥，厥则暴死。"

对中风病的病因病机及其治法，历代医家论述颇多，从病因学的发展来看，大体分为两个阶段。唐宋以前多以"内虚邪中"立论，治疗上一般多采用疏风祛邪、补益正气的方药。如《金匮要略》正式把本病命名为中风。认为中风病之病因为络脉空虚，风邪人中，其创立的分证方法对中风病的诊断、治疗、判断病情轻重和估计预后很有帮助。唐宋以后，特别是金元时期，许多医家以"内风"立论，可谓中风病因学说上的一大转折。其中刘河间力主"肾水不足，心火暴甚"；李东垣认为"形盛气衰，本气自病"；朱丹溪主张"湿痰化热生风"；元代王履从病因学角度将中风病分为"真中""类中"。明代张景岳提出"非风"

之说，提出"内伤积损"是导致本病的根本原因；明代李中梓又将中风病明确分为闭、脱二证，仍为现在临床所应用。清代医家叶天士、沈金鳌、尤在泾、王清任等丰富了中风病的治法和方药，形成了比较完整的中风病治疗法则。晚清及近代医家张伯龙、张山雷、张锡纯进一步认识到本病的发生主要是阴阳失调，气血逆乱，直冲犯脑，至此对中风病因病机的认识及其治疗日臻完善。近年来对中风病的预防、诊断、治疗、康复、护理等方面逐步形成了较为统一的标准和规范，治疗方法多样化，疗效也有了较大提高。

中风病的病死率与病残率均高，其转归预后与体质的强弱、正气的盛衰、邪气的浅深、病情的轻重及治疗的正确及时与否、调养是否得当等关系密切。中经络无神志障碍，而以半身不遂为主，病情轻者，3～5日即可稳定并进入恢复期，半月左右可望痊愈；病情重者，如调治得当，约于2周后进入恢复期，预后较好。在做好一般护理的基础上，要根据各证候的病机特点重视辨证施护。但有少数中经络重症，可在3～7天内恶化，不仅偏瘫加重，甚至出现神志不清而成中脏腑之证。中脏腑者神志一直昏迷，一般预后不佳。中脏腑之闭证，经抢救治疗而神志转清，预后较好。如由闭证转为脱证，是病情恶化之象，尤其在出现呃逆、抽搐、戴阳、呕血、便血、四肢厥逆等变证时，预后更为恶劣。中风后遗症多属本虚标实，往往恢复较慢且难于完全恢复。若偏瘫肢体由松弛转为拘挛，伴舌强语謇，或时时抽搐，甚或神志失常，多属正气虚乏，邪气日盛，病势转重。若时有头痛、眩晕、肢体麻木，则有复中的危险，应注意预防。

中风预防保健

1. 及时治疗诱发病：可能引起中风的疾病，如动脉硬化、糖尿病、冠心病、高血脂病、高粘血症、肥胖病、颈椎病等应及早治疗；高血压是发生中风最危险的因素，也是预防中风的一个中心环节，应有效地控制血压，坚持长期服药，并长期观察血压变化情况，以便及时处理。

2. 重视中风的先兆征象：留意头晕、头痛、肢体麻木、昏沉嗜睡、性格反常等先兆中风现象。一旦小中风发作，应及时到医院诊治。

3. 消除中风的诱因：如情绪波动、过度疲劳、用力过猛等。要注意心理预防，保持精神愉快，情绪稳定。提倡健康的生活方式，规律的生活作息，保持大便通畅，避免因用力排便而使血压急剧升高，引发脑血管病。

4. 饮食结构合理：以低盐、低脂肪、低胆固醇为宜，适当多食豆制品、蔬菜和水果，戒除吸烟、酗酒等不良习惯。每周至少吃三次鱼，尤其是富含ω-3脂肪酸的鱼类，或者服用深海鱼油。ω-3脂肪酸能够调节血液的状态，使血液较不容易形成凝块，进而防止脑梗死。

5. 户外活动注意：应逐步适应环境温度，室内空调温度不宜过高，避免从较高温度的环境突然转移到温度较低的室外（特别是老年人），外出注意保暖。有过中风史的患者还要注意走路多加小心，防止跌跤；此外，日常生活起床、低头系鞋带等动作要缓慢；洗澡时间不宜过长等。

6. 饮食营养：病人的病情轻重，有无并发症，能否正常饮食，消化吸收功能、体重、血脂、血糖、电解质等因素，提出不同的饮食营养治疗方案。在急性期饮食治疗是让病人能度过危急阶段，为恢复创造条件。恢复期应提出合理饮食的建议，纠正营养不足或营养失调，促进恢复和防止复发。

（1）重症病人的饮食治疗：重症或昏迷病人在起病的2～3天之内如有呕吐、消化道出血者应禁食，从静脉补充营养。3天后开始鼻饲，为适应消化道吸收功能，开始的几天内以米汤、蔗糖为主，每次200～250ml，每天4～5次。在已经耐受的情况下，给予混合奶，以增加热能、蛋白质和脂肪，可用牛奶、米汤、蔗糖、鸡蛋、少量植物油。对昏迷时间较长，又有并发症者，应供给高热能、高脂肪的混合奶，保证每天能有蛋白质90～110克，脂肪100克，碳水化合物300克，总热能10.46MJ（2500kcal），总液体量2500ml，每次300～400ml，每天6～7次。鼻饲速度宜慢，防止反流到气管内。必要时可选用匀浆饮食或要素饮食。

（2）一般病人饮食治疗：热能可按125.52～167.36kJ（30～40kcal）供给，体重超重者适当减少。动物蛋白质不低于20克/天，包括含脂肪少的而含蛋白质高的鱼类、家禽、瘦肉等，豆类每天不少于30克。脂肪不超过总热能的30%，胆固醇应低于300毫克/天。应尽量少吃含饱和脂肪酸高的肥肉、动物油脂，以及动物的内脏等。超重者脂肪应占总热能的20%以下，胆固醇限制在200毫克以内。碳水化合物以谷类为主，总热能不低于55%，要粗细搭配，多样化。限制食盐的摄入，每天在6克以内，但使用脱水剂，或利尿剂时可适当增加。为了保证能获得足够的维生素，每天应供给新鲜蔬菜400克以上。进餐制度应定时定量，少量多餐，每天4餐，晚餐应清淡易消化。

刘大同老师常用的中成药：大活络丹，1丸，每日2次，用于风寒湿痹引起的中风偏瘫、口眼歪斜、语言不利。牛黄清心丸，1丸，每日2次，用于气血不足，痰热上扰引起中风不语、口眼歪斜、半身不遂。华佗再造丸，8g，每日2次，用于瘀血或痰湿闭阻经络之中风瘫痪、口眼歪斜、言语不清。人参再造丸，1丸，每日2次，用于风痰瘀血痹阻经络引起的中风偏瘫、语言不利、口眼歪斜。川芎嗪注射液，80mg，加入5%葡萄糖500ml中静脉滴注，每日1次，10～15次为一疗程。阳闭可用清开灵注射液40ml加入5%葡萄糖注射液250~500mi静滴，每日2次。可配合灌服牛黄清心丸，每次1~2丸，每日3~4次。缺血性中风病可辨证选用脉络宁注射液、川芎嗪注射液、丹参注射液、丹红注射液治疗。脱症可用生脉注射液、参附注射液滴注。

其他特色疗法：

针灸：

1. 半身不遂：调和经脉、疏通气血。以大肠、胃经俞穴为主，辅以膀胱、胆经穴位。取穴：上肢：肩髃，曲池，外关，合谷，可轮换取肩髎，肩贞，臂臑，阳池等穴。下肢取环跳，阳陵泉，足三里，昆仑，可轮换取风市，绝骨，腰阳关等穴。对于初病半身不遂，属中风中经者，可用手足十二针，即取双侧曲池，内关，合谷，阳陵泉，足三里，三阴交共十二穴。对于中风后遗症的半身不遂，可用手足十二透穴，即取手足十二穴，用2~3寸长针透穴强刺。这十二穴是：肩髃透臂臑，腋缝透胛缝，曲池透少海，外关透内关，阳池透大陵，合谷透劳宫，环跳透风市，阳关透曲泉，阳陵泉透阴陵泉，绝骨透三阴交，昆仑透太溪，太冲透涌泉。

2. 中风不语：祛风豁痰，宣通窍络。取穴：金津、玉液放血、针内关，通里，廉泉，三阴交等。

推拿：

推拿适用于中风急性期或恢复期的半身不遂，尤其是半身不遂的重证。其手法：推、滚、按、捻、搓、拿、擦。取穴有风池，肩井，天宗，肩髃，曲池，手三里，合谷，环跳，阳陵泉，委中，承山，以上穴位以患侧为重点。推拿治疗促进气血运行，有利于患肢功能的恢复。

编辑整理：滕瑛钰

肝胆病案

肝硬化腹水方

【组成】柴胡15g，金钱草30g，元胡20g，川楝子30g，郁金20g，三棱15g，莪术20g，枳壳20g，青皮15g，丹参30g，青风藤30g，龙胆草15g，虎杖20g。

【功用】清肝利胆，破气消积。

【适应症】肝硬化及腹水。

【刘氏临证心得】曾治姚某，女，73岁。初诊肝硬化、腹水、肺气肿。患者肝硬化20余年，目前腹水、黄疸、呼吸气短、胁肋胀痛。舌质瘀暗，苔老黄，脉弦数有力。初诊刘师以柴胡、郁金、金钱草、虎杖、龙胆草清肝利胆，元胡、川楝子、枳壳、青皮泻肝气止痛；三棱、莪术破瘀消积。丹参养血活血扶助正气，防止破气消积后正气受损。青风藤引药通络，直达病所。2周后二诊，患者腰痛，胁肋胀缓解，但腹水仍有，故基本方加泽泻25g，猪苓25g利水、狗脊25g滋补肝肾；川楝子20g，青风藤15g减量以防伤阴。半个月后患者诸症缓解。

【解读赏析】肝硬化中医称为"臌胀""水蛊"……是难治性疾病之一。《诸病源候论·水蛊候》："此由水毒气结聚于内，另腹渐大，动摇有声，常欲饮水，皮肤鼃黑，如似肿状，名水蛊也。"出现腹水更易反复难愈，刘师前期用药力猛效专用于攻破积块。二诊加入补肝肾之狗脊，防止过度破气伤正。泻肝气的川楝子和引经药青风藤减量以防伤阴。刘师对于缠绵难愈之顽疾敢于及时辩证用药，如大将军般不给疾患以喘息之机，果断大胆，常能速效。后期不忘扶正善后。这种胆识现今少有医生敢用。对实证而言，《素问·阴阳应象大论篇》谓："中满者，泻之于内"，但随着病程日久，必须遵循《素问·六元正纪大论篇》所说："衰其大半而止"的原则。本案刘氏认为："五脏之病，穷必及肾"，标实一去，必当固肾，尤其对年老体弱之人。

编辑整理：韩鸿雁

胆囊炎方

【组成】柴胡15g，炮姜10g，元胡20g，川楝子30g，香附15g，金钱草20g，郁金15g，青皮15g，生甘草20g。

【功用】清肝利胆，排石止痛。

【适应症】胆囊炎，胆结石。

【刘氏临证心得】曾治孙某，女，40岁，初诊胆囊炎。患者平素易生闷气，生气后胁肋胀痛，常放散至右后背。月经不调，常痛经。舌质红，苔两边薄黄，舌下络脉粗大，两关脉弦紧。初诊刘师以基本方加杜仲20g，川断25g，狗脊25g共30付以补肾；二诊诉月经延期10天，月经量较多，故将上方补肾药去掉，加棕炭15g，血余炭15g，杜仲炭20g，共15付以止血。三诊患者胁肋胀痛减轻，疼痛较前缓解。去掉止血药，基本方加泽兰25g，坤草20g，当归15g共15付以活血养血，使瘀血去新血生，止血不留瘀。四诊月经提前，这次月经量较前次减少。基本方加行气止血药枳壳15g，血余炭20g，当归15g共15付。五诊继以昆布10g，虎杖20g，血余炭20g巩固，清肝热利胆。30付后诸症好转。嘱其少生闷气不要进食冷饮。随访一年月经正常，胆囊区未再疼痛。

【解读赏析】《景岳全书·杂症谟》："胁痛之病，本属肝胆二经，以二经之脉皆循胁肋故也。然而心肺脾胃肾与膀胱亦皆有胁痛之病，此非诸经皆有此证，但以邪在诸经，气逆不解，必以次相传，延及少阳厥阴，乃至胁肋疼痛。"本案虽然是胆囊炎，但是患者月经不调症状较突出。刘师从肝胆经郁热出发，调理肝胆，兼顾调经止血，柴胡、元胡、川楝子、青皮、香附疏解肝胆之气，金钱草、郁金是刘氏治疗肝胆疾病常用之药。肝胆郁热一退，则月经自然回归正常。一箭双雕。在治疗出血类疾病时，刘师总是以唐容川《血症论》为准则，止血不忘活血，祛瘀生新大法谨记于心。

编辑整理：韩鸿雁

清肝消导治疗脂肪肝方

【组成】柴胡15g，郁金20g，元胡20g，川楝子30g，青皮15g，枳实20g，厚朴20g，山楂15g，芍药20g，两头尖20g，泽泻25g。

【功用】清肝利胆，消脂降浊。

【适应症】脂肪肝。症见形体肥胖、胁肋胀痛、口苦腹胀、舌质红苔黄腻、脉弦滑者。

【刘氏临证心得】曾治苏某，女，54岁。初诊脂肪肝、胁痛。初诊症见形体肥胖、胁肋胀痛、口苦腹胀、舌质红苔黄腻、脉弦滑。血脂及转氨酶均成倍增高，肝胆彩超提示重度脂肪肝。刘氏用基本方加入乌药20g，瓜蒌20g，莪术20g温化痰浊。服药两周后患者口苦及舌苔黄腻明显减轻，二诊以基本方又巩固两周。三诊患者胁胀仍有，基本方加入木香15g，草蔻15g调整脾胃气机。两周后症状基本消失，复查血脂及转氨酶恢复正常，彩超提示重度脂肪肝转为轻度。嘱其低脂饮食，勿饱食，多食蔬菜，坚持运动善后。

【解读赏析】近年来，随着人们生活水平提高，脂肪肝越来越普遍，重度脂肪肝最终会造成肝硬化甚至肝癌。刘氏治疗脂肪肝不只治肝。他认为这种病的形成与脾胃关系密切。《内经》谓："厥阴不治，求之阳明"。《金匮要略》中云："见肝之病，当先实脾"，"病痰饮者，当以温药和之"。黄元御谓："肝气宜升，胆火宜降。然非脾气之上行，则肝气不升；非胃气之下行，则胆火不降。"故经云："调其中气，使之和平"。刘师认为本病的病机是本虚标实、脾虚痰浊造成。故首先当清肝消导治其标，柴胡、郁金、两头尖清肝，白芍柔肝，山楂、泽泻消导。枳实、厚朴温中，青皮、川楝子泻肝气。痰浊（血脂高）重者加乌药20g，瓜蒌20g，莪术20g温化痰浊；后期脾胃气机呆滞者，加木香15g，草蔻15g调整脾胃气机。脾胃运化开则痰浊得降，乌药温化痰浊，泽泻使痰浊从小便导出体外，山楂化痰浊于无形，瓜蒌使痰浊从大便导出体外。整个用方精思巧妙。药味精简力专。而刘氏认为痰浊非一日形成，除脏腑功能失调外，外在饮食和运动对预防和治疗脂肪肝尤为重要。

编辑整理：韩鸿雁

导痰汤加减治疗脂肪肝

【组成】清半夏15g，陈皮15g，茯苓40g，枳实20g，竹茹20g，石菖蒲15g，胆南星15g，丹皮30g，赤芍25g。

【功用】清肝利胆，导痰降浊。

【适应症】脂肪肝。症见形体肥胖、胁肋胀痛、口黏痰多，胸闷呕恶，有时头晕，舌质红苔厚腻，脉弦滑者。

【刘氏临证心得】曾治韩某，男，61岁。初诊脂肪肝、颈动脉硬化。患脂肪肝多年，血脂血压均高。形体盛壮。口黏痰多，胸闷呕恶，有时头晕。舌质红苔厚腻，脉弦滑。初诊刘氏用基本方15付以顺气导痰，清理标实；二诊患者夜寐欠佳，郁郁寡欢。刘氏在基本方基础上加入炒枣仁40g，合欢花25g，夜交藤40g调其睡眠。两周后患者自觉全身轻松。继以饮食运动善后。

【解读赏析】脂肪肝在中医属胁痛范畴。《景岳全书·胁痛》："胁痛有内伤外感之辨，凡寒邪在少阳经，乃病为胁痛，耳聋而呕，然必有表证者，方是外感。如无表证，悉属内伤。"病机不同，治法各异。《古今医鉴·胁痛论》："内伤胁痛之因……或死血停滞胁肋，或恼怒郁结，肝火攻冲，或肾水不足……皆成胁痛矣。"此例符合导痰汤证候，结合舌苔脉象辩证加入丹皮、赤芍凉肝活血之品。二者用量较大，这是刘氏治疗疾病果敢的特点。二诊随证加入滋肝养血安神之品，炒枣仁40g，合欢花25g，夜交藤40g又称为"神三药"，因患者体型较大，故用量也大。所谓量体裁衣，收效甚捷。

编辑整理：韩鸿雁

脾胃病案

降逆和中汤

【组成】丁香5g，覆花20g，柿蒂25g，苍术15g，厚朴20g，砂仁15g，草果15g，赭石50g，清半夏15g，竹茹20g，陈皮15g，草蔻15g。

【功用】降逆和中、运脾化痰。

【适应症】各种嗳气、泛酸、胃痛胃胀、腹胀便秘等证。如西医反流性食管炎、慢性胃炎、消化性溃疡和功能性消化不良等疾病。

【刘氏临证心得】曾治宋某，女，51岁。初诊主诉嗳气、泛酸、胃痛胃胀、腹胀便秘。舌质红，苔白厚，脉滑。刘氏辩证为痰浊阻滞气机。初诊以基本方加大黄10g通腑降浊。两周后患者大便转好，周身较前轻松。但仍有嗳气泛酸，基本方去大黄、丁香柿蒂，加苏子15g，莱菔子20g，木香15g，15付通腑气。三诊患者矢气增多，嗳气较前缓解，舌苔变黄，考虑中上二焦有热，基本方减去丁香、柿蒂，加黄连15g，黄芩15g，青蒿30g继续服两周。四诊患者舌苔较前明显改善，症状减轻，以基本方巩固。

【解读赏析】刘氏认为嗳气主要是脾胃不和、胃气上逆所致。胃为水谷之海，无物不受。若因饮食不调、起居不慎致脾胃阴阳不和，脾之清阳不升，胃之浊阴不降，或胃中生痰火，或脾胃虚衰，致使胃气上逆而为嗳气。刘大同教授在治疗此种疾病时擅用丁香柿蒂汤、旋覆代赭汤、平胃散、蒿芩清胆汤等。苍术、厚朴、椰片、草蔻等是刘氏喜用药品。嗳气，这是消化系统疾病的常见症状，但是病程往往反复缠绵，患者比较痛苦，有的常伴打嗝，或者泛酸。刘氏认为嗳气的成因与脾胃功能异常、气机升降失调有关。"痰生百病食生灾"，本病多由饮食不节、生气郁闷造成。该患病史多年，平素内向易生气，"气有余便是火"，故日久脾胃不司其职造成升降不利。刘氏在一诊时果断应用大黄这个将军之药。荡涤肠胃后下通则上顺，故嗳气缓解。大黄，又名将军，乃药中四维（大黄、附子、人参、熟地）之一，以攻决为用。《神农本草经》记载：大黄味苦寒，主下瘀血，血闭寒热，破癥瘕积聚、留饮、宿食，荡涤肠胃，推陈致新、通利水谷，调中化食，安和五脏。其主要功效为泻下攻积，清热泻火，凉血解毒，逐瘀通经，利湿退黄。有"斩关夺将之功，犁庭扫穴之能"。刘氏治病分阶段，病初邪盛以将军之药果断驱邪；病中驱邪兼顾扶正，后期以补脾胃后天之本为主。或益脾胃之气，或温或清，或消或导，减轻脾胃负担，给后天之本以休养生息。理气药物常用草果、草豆蔻等；消导药物常喜用内金之属。

编辑整理：韩鸿雁

平胃除胀汤

【组成】清半夏15g，竹茹20g，苍术15g，厚朴20g，枳壳20g，陈皮15g，砂仁15g，草蔻15g，木香15g，赭石30g，榔片20g。

【功用】平胃除胀，调畅气机。

【适应症】嗳气、口苦胁痛胃胀、腹胀等证。如西医反流性食管炎、慢性胃炎、消化性溃疡和功能性消化不良等疾病。

【刘氏临证心得】曾治李某，女，54岁。初诊嗳气胃胀、口苦胁痛、腹胀。舌质红，苔白，脉弦滑。刘师辩证为肝胃不和，气机逆乱。初诊以基本方为主，两周后二诊，主诉嗳气胃痛略缓解，但饭后仍较甚。基本方中加入柿蒂20g，内金20g，柴胡15g三味药15付以平肝降逆消食；三诊患者饭后嗳气胃胀好转，腹胀口苦仍未改善，基本方加柴胡15g，草蔻15g，莱菔子20g共15付调畅气机；四诊，患者症状明显改善，矢气后很舒服。继以基本方再巩固两周。嘱其调整心态，勿饱食。随访一年未再复发。

【解读赏析】本案在理气的基础上，酌加疏肝的柴胡、降气的莱菔子，妙在莱菔子既能降气，又能化痰。《内经》谓："脾主思，此证乃过思伤脾，以致脾不升、胃不降也。柴胡主升，莱菔子主降，一升一降，还其脾升胃降之常，则中焦气化舒畅，疼胀自愈"。《杂病源流犀烛》："嗳气嘈杂吞酸恶心，此四者，皆胃家之病，而治之之法，故不离乎胃矣。而有时不专主胃者，盖胃司纳食，主乎通降，通降则无此四者之病，其所以不通降而生病之故，皆由肝气冲逆，阻胃之降也。古人胃病治肝实，有鉴于此，所以于理胃药中，必加平肝之品也。"

编辑整理：韩鸿雁

温胃化痰止痛方

【组成】炮姜10g，清半夏15g，厚朴20g，苍术15g，木香15g，砂仁15g，草蔻15g，乌贼骨25g，白术20g，陈皮15g，生甘草25g。

【功用】温胃化痰，和胃止痛。

【适应症】胃痛症见喜温喜按、胃胀食不消。西医慢性胃炎、胃、十二指肠溃疡等。

【刘氏临证心得】曾治刘某，女，初诊胃痛。症见喜温喜按、胃胀食不消。舌质红，苔白，脉沉迟。刘氏辩证为寒邪客胃，气机逆乱。初诊基本方加元胡20g，川楝子30g，青皮15g共15付以理气止痛，两周后胃痛缓解明显；二诊胃略不适，效不更方，继续服用15付。三诊因进食水果后胃凉痛反复，基本方加柴胡15g，元胡20g，芍药20g，30付以缓急止痛。后嘱其忌食生冷黏腻，随访半年未再复发。

【解读赏析】《杂病源流犀烛》："邪干胃脘病也。胃秉冲和之气，多气多血，壮者邪不能干，虚者着而为病，偏寒偏热，水停食积，皆与真气相搏而痛……然胃痛必有虚实，总以按之痛止者为虚，按之痛反甚者为实……其用药之法，凡痛必须温散。"本案妙在应用炮姜温胃止痛。胃痛在北方常见病因为饮食凉物或天气凉由口鼻吸入犯胃。寒主收引，寒凝则痛。炮姜通常应用于妇科痛经效果很好。刘氏擅用此药治疗寒证胃痛。炮姜味苦性温，归脾胃肾经。守而不走。温中散寒常配伍陈皮木香散脾肾虚寒。刘氏常用炮姜配伍半夏、胆南星解其毒。

编辑整理：韩鸿雁

疏郁调气治疡汤

【组成】苍术15g，厚朴20g，清半夏15g，乌贼骨20g，元胡20g，川楝子30g，草蔻20g，砂仁15g，莱菔子20g，木香15g，黄连15g，竹叶20g，生甘草25g。

【功用】疏郁平胃，调气制酸。

【刘氏临证心得】曾治于某，女，76岁。初诊主诉胃多发溃疡多年，每于春天复发，生气后症状加重。伴口苦胁肋胀痛，泛酸胃痛，进食后缓解。舌质红，苔薄白，脉弦细。刘氏辩证为肝胃不和，气机逆乱。初诊以基本方治疗两周，同时配合心理疏导。二诊胃痛略缓解，但是进食生冷后症状加重伴便秘。故于基本方中加入郁李仁20g，枳壳20g，炮姜15g，共15付以温胃止痛，润肠通便；三诊患者胃痛明显好转，有时胁肋胀痛，生气后反复，基本方加入柴胡15g，郁金20g，榔片20g，共30付以疏肝理气止痛。后嘱其忌食生冷黏腻，少生气。一年后复查胃镜溃疡痊愈。

【解读赏析】慢性胃溃疡属中医"胃脘痛"范畴，脾胃湿热是其主要病机。

幽门螺杆菌感染为主要邪气，感受邪气为外因，脾胃虚弱为内因，湿热内蕴为病机关键。目前治疗多以理气为主，遵循"虚则补之，实则泻之，热者寒之"原则，达到清热燥湿、健脾益胃、理气止痛之功效。刘氏在治疗脾胃病方面擅从气和痰入手，因"脾为储痰之器"。郁金木香同用，《医宗金鉴》名为（颠倒）木金散。治气、血、热饮、老痰之胸痛。木香主气郁，郁金主血瘀，二者合而疏郁化瘀。刘氏用来治疗胃痛效果颇佳。乌贼骨制酸止痛、止血，治疗胃溃疡效果较好。

编辑整理：韩鸿雁

肠道病案

糜烂性结肠炎方

【组成】苍术15g，厚朴20g，大腹皮20g，内金20g，莱菔子15g，清半夏15g，陈皮15g，白术20g，花粉20g，生甘草25g，黄连15g。

【功用】清热燥湿，导滞通腑。

【适应症】糜烂性结肠炎。

【刘氏临证心得】曾治李某，女，66岁。初诊糜烂性结肠炎。症见腹痛、腹胀、腹泻，食后加重。舌质红，苔白厚腻，脉弦滑。患者既往有饮酒史且平素喜欢吃油炸食品。初诊刘氏辩证为湿热蕴结胃肠，导致日久大肠传导失司，腹痛、腹胀甚至泄泻。运用基本方原方30付以清热燥湿，导滞通腑。二诊，患者腹痛、腹泻明显缓解，唯觉腹胀，基本方中加入枳实25g、木香15g行气导滞，15付后患者诸证缓解，继以保和丸及健脾丸善后，随访1年未再复发。

【解读赏析】慢性结肠炎属中医"脏毒""泄泻""便秘""腹痛""痢疾""大瘕泄""便血"等范畴。对于本病的病因病机，各家虽有不同论述，但大多认为其病因与脾胃虚弱有关。疾病过程多虚实夹杂。近年来，虽然中医治疗结肠炎方法较多，但因本病缠绵易复发，因而给临床治疗带来困难。腹痛、腹胀是慢性结肠炎常见的症状。通常多为气机不利。或水饮或痰浊，刘大同教授善用理气化痰药物如陈皮、枳实、枳壳、大腹皮、榔片、木香、草蔻、川楝子理气；清半夏、石菖蒲、胆南星、苍术化痰导滞；酌加内金、莱菔子消导化痰。"治痰先治气，气顺痰自利"，痰水一消，腹胀则清。芍药甘草汤缓急止痛，元胡也为止腹痛要药。乌药温中止痛，也为刘氏喜用之品。

糜烂性结肠炎，刘氏认为有湿热郁结肠间，故以黄连15g厚肠胃、清湿热。平胃散为基本方燥湿，酌加花粉防止过燥伤阴。平胃散出自《太平惠民和剂局方》，主要用于湿滞脾胃证。脾胃属土，土不平，湿邪则可停滞，故用温燥化湿之药，平治中土之不平，故名曰"平胃"。由于胃湿太过，肝木乘不胜而侮中土，致脾不能健运，胃失和降，可见脘腹满闷，甚则大便溏泄，舌苔白厚而粘腻，脉多濡滑或缓。柯琴曰："二术苦甘，皆燥湿健脾之用。脾燥则不滞，所以能健运而得其平。白者柔而缓，苍者敏而悍，此取其长于发汗，迅于除湿，故以苍术为君耳。厚朴色赤苦温，能助少火以生气，故以为佐。湿因于气之不行，气行则愈，故更与陈皮佐之。甘先入脾，脾得补而健运，故以炙甘草为使。名曰平胃，实调脾承气之剂欤！"二诊酌加枳实、木香导滞，枳实之峻重于厚朴，使全方灵动，肠腑以通为用。

编辑整理：韩鸿雁

慢性结肠炎腹胀方

【组成】清半夏15g，苍术15g，厚朴20g，榔片20g，木香15g，大腹皮20g，乌药20g，元胡20g，川楝子30g。

【功用】温中燥湿，理气消胀。

【适应症】慢性结肠炎及胃肠功能紊乱者。证属腹胀腹痛，喜揉喜按，得温痛减。舌苔白厚腻，脉弦缓。

【刘氏临证心得】曾治陈某，男，16岁。初诊结肠炎。症见腹胀痛，喜揉喜按，得温痛减。舌苔白厚腻，脉弦缓。患者平素喜冷饮，学习紧张劳累。在我院消化科行纤维结肠镜提示：慢性结肠炎镜下改变，腹中积气多。初诊以基本方为主，服用15付以温中燥湿，理气消胀。患者服后矢气频频，倍感舒服；二诊诉进食稍凉即腹胀腹泻，基本方中加白术25g，茯苓40g，黄连15g，继服15付培土固本止泻。后随访基本稳定，偶因天凉反复。继续嘱其注意饮食和生活作息慢养。

【解读赏析】此案妙在应用川楝子30g。川楝子苦、寒，有小毒，归肝胃经，有行气止痛、杀虫疗癣的功效。本品苦寒降泻，导热下行，主入肝经，以清肝火、泻郁热、止痛的功能。常与元胡相配治疗肝胃气滞的疼痛。与榔片相配还可以治疗脏毒下血。《本经逢原》："川楝苦寒性降，能导湿热下走渗道，人但知其有治疝之功，而不知其荡热止痛之用。《本经》主温疾烦狂，取以引火毒下泄，而烦乱自除。其杀之虫，利水道，总取以苦化热之义。"川楝子常用量10-15g，一般方剂都少佐之泻肝气，但刘氏却倍于常量，佐以乌药制其寒性，而取其杀虫止痛之功效。疗效显著而无毒副作用。

编辑整理：韩鸿雁

慢性结肠炎顽固性便秘方

【组成】覆盆子25g，芡实25g，益智仁20g，乌药20g，山萸肉20g，熟地25g，枳实20g，胆南星15g。

【功用】温肾滋肝，豁痰通腑。

【适应症】慢性结肠炎顽固性便秘。

【刘氏临证心得】曾治许某，女，46岁。初诊便秘。患者顽固性便秘多年，结肠镜提示慢性结肠炎。患者多方求医，吃过很多清热解毒或峻下之剂，都是开始大便通畅，之后愈加困难。就诊时患者面部虚浮，肥而多痰，夜尿频，大便干，有便意而不下，痛苦异常。查：舌胖苔白腻，关尺脉弱，寸脉浮滑。初诊于基本方中加入大黄10g，郁李仁20g，患者服15付后大便通畅，唯觉无力，尿频难收。二诊舌仍胖大，苔白腻，基本方加入苍术15g，白术25g，茯苓40g共15付以健脾导痰，加强通腑之力。三诊患者感觉周身清爽，夜尿仍频，基本方中加入旱莲草20g，桑皮20g，女贞子30g以泻肺滋肾，两周后患者诸证明显改善，嘱其注意呼吸吐纳，收缩二阴。

【解读赏析】本案为中年女性，长期生活习惯不好，加之时间较久，刘氏一诊便果断应用将军之药"大黄"以通其府。《景岳全书·杂症谟》认为："秘结之由，除阳明热结之外，则悉由乎肾。盖肾主二阴而司开阖，故大小便不禁者，其责在肾，然则不通者，独非肾乎：故肾热者宜凉而滋之，肾寒者宜温而滋之，肾虚者宜补而滋之，肾干燥者宜润而滋之。经曰：肾苦燥，急食辛以润之，开腠理，致津液通气也，正此之谓。"关门不利以补肾药物山萸肉及熟地固肾，使"肾司二关"功能得以恢复。经曰：北方黑色，入通于肾，开窍于二阴。肾主五液，津液盛则大便调和。刘氏治便秘擅用仁类药物润肠通便。缩泉丸治小便通大便，使津液分布恢复正常，此乃本案精妙之处。二诊兼顾后天之本，应用苍白二术健脾益气。三诊兼顾肺肾，二至丸滋肾阴，桑皮泻肺。分步骤将顽固性便秘恢复正常。

编辑整理：韩鸿雁

活血润肠理气通便方

【组成】大黄5g，郁李仁15g，杏仁10g，柏子仁15g，枳实20g，榔片15g，桃仁15g，生甘草15g，当归10g。

【功用】活血润肠，理气通便。

【适应症】慢性结肠炎便秘证属便头硬，排便无力，舌质暗，苔白干，脉涩滞者。

【刘氏临证心得】曾治于某，女，13岁。初诊便秘。患儿排便费力，便头硬，舌质暗苔白干，脉涩滞。初诊刘氏辨证为血瘀气滞，以基本方治疗，15付后患儿敢于排便，但食后不消化，二诊尺脉略弱，舌苔积滞。故于基本方中加入麻子仁10g，熟地20g，内金15g，当归10g以滋肾养血，消积导滞，两周后患儿神清气爽，便秘获愈。嘱其母勿令饮食过饱。

【解读赏析】一诊以仁类药物为主。辅以理气通便药，加上当归、甘草酸甘化阴，顾护阴液，使便秘得通；二诊在一诊基础上运用麻子仁丸方加减，运用五种仁类药，加熟地、内金兼顾脾肾，方简效专。丹溪曰："古方有脾约证，制脾约丸，谓胃强脾弱，约束津液不得四布，但输膀胱，故小便数而大便难者，曰脾约。与此丸以下脾之结燥，肠润结化，津液入胃而愈。"

编辑整理：韩鸿雁

滋阴补肾通便方

【组成】白芍50g，生甘草25g，大黄15g，川断25g，寄生30g，狗脊25g，王不留行25g，女贞子30g，旱莲草20g。

【功用】滋阴补肾，通腑泄浊。

【适应症】慢性结肠炎证属肠燥津枯，排便无力者。

【刘氏临证心得】曾治李某，男，59岁。初诊便干，小腹不适。患者平素不喜饮水，居处干燥，舌苔有裂纹，脉细涩。初诊刘氏辨证为肠燥津枯，基本方芍药用至50克，为主药；患者服15付后大便排出，但颇费力气。二诊加入郁李仁20g，枳实20g，榔片20g行气导滞，两周后患者轻松排除宿便，排便有力。

【解读赏析】本案一诊运用芍药甘草汤酸甘化阴、缓急止痛。张锡纯在《医学衷中参西录》中对芍药解读："芍药味苦微酸，性凉多液，善滋阴养血……与甘草同用，则调和气血，善治腹疼……惟力近和缓，必重用之始能建功。"芍药用至50克本身即有通便作用；川断、寄生、狗脊三味补肾壮腰，使肾气化有力，大便得出；二至丸方滋补肾阴使泉源不竭。乌药性温，暖少腹缓解小腹不适症状。王不留行活血通经，加强导滞功能。二诊加郁李仁及枳实润肠导气通便，枳实对胃肠动力有明显增强作用。

编辑整理：韩鸿雁

耳鼻喉病案

鼻炎通窍汤

【**组成**】乌梅15g，细辛5g，苍耳子15g，白芷15g，辛夷15g，苦参15g，双花25g，连翘30g，生甘草25g，荆芥15g，紫苏15g，薄荷15g，银柴胡15g。

【**功用**】解表通窍。

【**适应症**】变应性鼻炎，即过敏性鼻炎。

【**刘氏临证心得**】杨某，男，14岁。2015年2月27日初诊。自述喷嚏，鼻流清涕反复发作1年，加重7天。现症：鼻咽痒，喷嚏频繁，清涕量多逐渐转为黄涕，一度鼻衄，遇寒鼻塞，背凉恶风，鼻后滴流感，咽中不利，偶有阵咳，不发热，咽干舌燥，纳少，眠差，尿赤便干。舌质红，苔薄黄，脉滑寸浮而数。诊断为过敏性鼻炎。辩证为风寒闭窍，化热伤络。治法：解表通窍。方药给予鼻炎通窍汤7付。复诊见黄涕减少，鼻塞减轻，巅顶头痛，口鼻干燥，晨起口苦咽干，舌质红苔薄白，脉弦。上方去银柴胡加柴胡15g，加葛根15g。再3付，诸症明显减轻，生活如常。嘱其注意日常调养。

【**解读赏析**】方名为编选者代为暂拟。变应性鼻炎是由环境中过敏原引起特异性体质的人突变免疫应答反应，有季节性（间歇性）和常年性（持续性）两类。西医治疗短期显效，但容易复发。中医认为本病与肺、脾、肝、肾有关。本方由祝谌予先生的过敏煎（银柴胡，防风，乌梅，五味子，甘草）化裁而来。古代病名为鼻鼽，现代过敏性鼻炎有其特殊性，多由禀赋不足，或气血亏虚，或营卫不和或肺卫不足，而易受外风侵袭，风性流窜，上袭鼻窍，正邪交织，难以驱邪外出，故为本病。刘氏认为除肺脾肾外，肝气上逆亦为不可忽视因素，肝属木通于风，同气相求，外邪引动内邪，肝气上行反侮于肺，肺卫正气受内外夹击，病情迁延不愈。柴胡不仅有解表发散之功还可疏肝理气，是疏肝宣肺专药，现代药理研究柴胡皂苷可引起血糖、皮质素等激素、醛固酮、加压素的明显升高，并使糖、盐、水的代谢增强从而起到抗炎抗过敏作用，配防风增强疏风解表，乌梅配甘草酸甘养阴，生津，收敛息风，并防防风、柴胡升散太过更伤津液，双花连翘凉血解毒，冬季风寒当令，酌以苍耳子、辛夷、细辛，辛温散寒，辛味宣散走上，宣通鼻窍。《外科正宗》所论"风毒者，外受风寒，伏于经络"，本病风邪留滞鼻络，视为风毒。病久者加黄芪扶正固本，当归补血活血。治疗鼻炎常用白芷、辛夷花、苍耳子、路路通、石菖蒲等引经药，根据不同的情况具体辨证应用清热药、祛寒药、活血药、化痰通窍药等。兼有表寒证可以用荆芥、防风等药物，兼有表热证或热象比较明显可以用清热药，如黄芩、鱼腥草或金银花等清热解毒的药物。

变应性鼻炎（allergic rhinitis，AR）又名过敏性鼻炎，有诸多环境因素，气候变化，空调，环境污染，空气干燥等导致。尚无根治办法。常见并发症可诱发支气管哮喘，鼻窦炎，鼻息肉，中耳炎，变应性结膜炎等。主要是有外感风寒型，外感风热型，肺脾气虚，邪滞鼻窍脾气虚，邪滞鼻窍邪毒久留，气滞血瘀，应通过分型再针对性治疗。中医认为变应性鼻炎的发生原因有二：一是外在因素，多为风寒、疫气之邪侵袭鼻窍；二是内在因素，多因脏腑功能失调所致。因此，变应性鼻炎的发生是机体的内因为本，外因为标，外因与内因合而为患。

多数医家认为变应性鼻炎首先由于肺气虚、卫表不固，风寒乘虚而入，犯及鼻窍，邪正相搏，肺气不得通调，津液停聚，而致喷嚏流涕；肺气的充实，有赖于脾气的输布，脾气虚则肺气虚，而气之根在肾，肾虚则摄纳无权，气不归元，阳气易于耗散，风邪得以内侵而致病。因此，发病初期常辨证为风寒袭肺或肺经蕴热等实证，随着疾病的进展，出现不同程度的脏腑虚损，常辨证为肺气虚，或肺脾、肺肾两虚，甚或肺、脾、肾三脏俱虚。有资料表明，中医学的肺、脾、肾与机体免疫状态有着密切的关系。例如脾与机体非特异性免疫功能相关，肾与中枢性免疫器官、骨髓与胸腺的功能相关，而且具有丘脑-垂体-肾上腺皮质轴的功能。因此采用调补肺、脾、肾的方法，能够改善机体免疫状态。而机体免疫功能稳定要依靠神经系统调节，通过垂体-肾上腺皮质系统维持，垂体又受神经、抗原、抗体、淋巴因子等作用因素的影响，从而维持体内免疫功能的稳定。

中医治疗变应性鼻炎重视整体观念，既强调治本，又兼顾治标。近年来，多数医家采用多种治法相结合的原则，来达到标本同治的目的。根据变应性鼻炎发病的不同阶段和临床症状，可分为实证和虚证，实证以外邪袭肺为主；虚证以脏腑兼病的虚损为主。内服药物可以根据个人体质全面调理，局部治疗可以缓解变应性鼻炎发作期的症状。在临床上可选用内服中药汤剂配合运用中药滴鼻，穴位敷贴等外治方法。

据文献统计，内治法使用频率较高的药物依次为黄芪、防风、辛夷、白术、苍耳子、细辛、白芷。现代药理学显示，这些药物对机体的免疫功能均具有一定的调节作用。黄芪长于补气升阳，益卫固表。其可增加细胞免疫和体液免疫功能，增加血浆中的IgM、IgA，对免疫功能有双向调节作用。防风为治风止痛的药物，其具有抗过敏的作用，能够增强单核-巨噬细胞系统活性，提高非特异性免疫能力，抑制细胞免疫。辛夷功善宣肺气而通鼻窍，为治疗鼻渊之专药，药理作用表现为保护鼻黏膜，促进黏膜分泌物吸收，减轻炎症，促鼻腔通畅，抗过敏、抗多巴胺。白术为培补脾胃之要药，临床应用十分广泛，能提高巨噬细胞的吞噬功能，提高淋巴细胞转化率，促进细胞免疫功能。苍耳子具有疏散宣通之功，适用于鼻药理研究表明，苍耳子能抑制细胞免疫，可显著抑制DNP–BSA致敏小鼠IgE产生。细辛具有祛风散寒、温肺通窍的作用，具有抗组织胺、抗变态反应的作用，减少过敏介质的释放，能抑制白介素–2（IL–2）受体的表达从而抑制T细胞的激活。白芷能发散风寒、善通鼻窍、止痛，为治疗鼻塞之要药。有文献报道，从日本白芷干燥根的乙醇提取液中分离出的6种化合物，其中具有能够抑制白鼠腹膜腔组胺水平的成分。

近年来，活血化瘀药用于治疗变应性鼻炎收到良好的效果。变应性鼻炎的局部及组织学特点为伴有血管扩张的血循环障碍及黏膜水肿。中西医结合研究表明，活血化瘀药，如丹皮、赤芍、丹参等可缓解小动脉平滑肌痉挛，加快血流速度，改善毛细血管通透性，促进组织液吸收，从而消除鼻黏膜水肿。故在本病治疗中，酌情加入活血化瘀药物，可起到对症治疗作用。治疗期间一定要远离各种不良因素，尤其要注意通过有效方法提高抵抗力，才能加快康复速度。

刘教授认为外治具有量少高效优势。变应性鼻炎是发生在鼻黏膜的变应性疾病，采用滴鼻用药，既便捷，又可直接通过鼻腔黏膜吸收直达病所，量少高效，是治疗变应性鼻炎不可或缺的治疗手段之一。外治法使用频率较高的药物依次为辛夷、苍耳子、细辛、白芷、防风、黄芪、薄荷。由于防风、细辛、辛夷、苍耳子、白芷均具有发散风寒的作用，足以显示祛风散邪具有举足轻重的地位。黄芪、防风、白术是玉屏风散的组成药物，而统计发现，在多数医家的处方中，三味药物常同时出现。可见益气固表仍为各医家治疗变应性鼻炎的大法。辛夷、苍耳子为治疗鼻炎之要药，尤其在外治组的使用中占有相当高的频率。薄荷为疏散风热之要药，其有效成分薄荷醇可以促进多种药物的透皮吸收。且透入皮肤后，可产生止痛、止痒、消炎作用。

另外，穴位敷贴疗法是中医学的重要组成部分，是结合穴位与药物作用创建和发展起来的一种独特治疗方法，在变应性鼻炎治疗中也占有很大的比重。其疗效肯定，已得到推广普。临床选用药物多为白芥子、细辛、甘遂、延胡索、公丁香等。选取的穴位大多为肺俞、风门、大椎。

局部治疗。在患上鼻炎后，患者就可以使用鱼腥草滴鼻液，毛冬青注射液，辛夷花滴鼻液和归红注射液等药物直接滴在鼻腔内或者是注射在鼻甲部位。通过这种局部治疗，药物就能快速作用到患者的鼻部，让患者的鼻部症状得到快速的缓解。

按摩治疗。在平时，鼻炎患者可以每天按揉鼻梁，合谷穴，印堂穴，迎香穴和隐白穴这几个部位，这样就能快速的疏通鼻窍，让鼻炎好的更加迅速。

针灸疗法。针灸在治疗鼻炎时也有很不错的效果，患者可隔日针灸印堂穴，合谷穴，太阳穴和上星穴等部位，这样就可通过不断的刺激穴位来改善鼻部功能，从而达到治疗鼻炎的目的。

编辑整理：李东辉

唇炎方

【组成】黄连 15g，生甘草20g，竹茹15g，生地25g，龙胆草15g，地丁20g，丹皮30g，赤芍25g，木通10g，公英20g，野菊花20g，茯苓40g。

【功用】清热凉血，滋阴润燥。

【适应症】剥脱性唇炎

【刘氏临证心得】曾治崔某，女，52岁。2015年4月2日就诊。主诉间断嘴唇皲裂脱皮2年余，就诊时口唇黏膜干燥、脱屑、皲裂出血，小片糜烂、结痂，灼热疼痛，进食困难。情绪焦虑，口干舌燥，喜凉饮，纳少腹胀，眠差多梦，便干溲黄。检查：口唇皮肤脱屑、皲裂、结痂、溢血，下唇尤甚。舌质红，苔薄黄而干，脉弦数。中医诊断：剥脱性唇炎（中焦湿热，化火生燥型）。处方如上，服药一周。二诊症状有所改善，灼热感消失，糜烂出血明显减少，仍口唇干裂。口干无味，舌红少津，尿赤，大便干。仿增液汤意上方酌加养阴润燥之品，去木通，加玄参15g 麦冬15g 生地改为30g。继续服药2周，服药期间口腔黏膜无干燥之症，患者唇部糜烂处结痂已经脱皮，饮食良好。三诊，症状已经完全好转，恢复正常黏膜组织，无色着，恢复良好。舌红，苔白，脉弦。黄连改为5g。继服3付停药。嘱其加强护理，随访3个月无复发。

【解读赏析】方名为编选者代为暂拟。本病为发生于口唇黏膜的慢性皮炎，临床中主要见于下口唇部皮肤干燥、脱屑、糜烂、结痂，发生皲裂时有轻度疼痛。本病中医属"唇风"，脾开窍于口，其华在唇，脾气健运则口唇红润光泽，脾经湿热内蕴郁久化火，伤阴化燥。症见唇干、皲裂、起皮屑。分为脾胃实火证、脾蕴湿热证、津亏失润证、脾虚血瘀证等辨证施治。总体临床治以滋阴养胃，清热凉血为主。初期清热解毒为主，注意顾护脾胃津液，后期养阴健脾。疗程相对较长。方中黄连、龙胆草为君药，清热燥湿，泻火解毒；茯苓、甘草、竹茹健脾利湿，公英、地丁、野菊花辅助清上焦火热，丹皮、赤芍走血分，清血中虚火。期间配合增液汤出自《温病条辨》，玄参、麦冬、生地。玄参咸寒，佐以麦冬，滋阴增液，软坚润下，兼泻火散结，极为恰当。生地顾护真阴，在一派解毒泻火药中全程应用。寓泻于补，防邪热伤阴。方中木通清热利尿，增液汤邪热通便，给邪以出路，邪火由尿便而出方能五脏平和。

　　现代医学认为唇炎是指唇部炎症疾病的统称，是口腔科常见疾病之一，其中有我们最常见的唇炎有口角炎等，非常复杂多样，可以分为很多类型，按照病程来分主要分为急性唇炎和慢性唇炎；按照临床症状可分为糜烂性唇炎、湿疹性唇炎、脱屑性唇炎。病发时嘴唇会出现唇黏膜红肿、唇糜烂、唇皲裂、唇脱屑等症状，其症状时轻时重，反复发作，很难治愈。

　　医家多认为脾胃功能障碍是引发唇炎的关键。《素问》言："脾者，仓廪之本，营之居也，其华在唇。" 指出了唇之形态、色泽是脾胃功能正常与否的外在表现。《脾胃论》记载："贼邪不能独伤人，诸病从脾胃而生。"饮食失节、寒温不适、忧思过度等损伤脾胃，脾胃一伤，谷气壅滞，则上焦不行，下脘不通，胃气热，五乱互作；水谷不化，则五脏失养，病生他脏。脾胃受伤，虚则无法濡养唇部，实则邪气上犯客于唇，虚实两端均可引发唇炎。《济世全书》载："中气伤损，唇口生疮。"刘教授在多年临证中指出脾胃湿热夹风、脾阴不足、血燥生风为顽固性唇炎临床常见证型。先天遗毒于胞胎或外感风湿邪气或饮食不节或忧思伤脾，致脾胃运化功能减弱，水湿内停，外湿与内湿相合，兼夹风邪，蕴久化热，风湿热循经上蒸于唇而发病。《诸病源候论》为我国古籍中首次阐述唇炎病因病机的专著，其中记载："脾与胃合，足阳明之经，胃之脉也，其经起于鼻，环于唇，其支脉入络于脾。脾胃有热，气发于唇，则唇生疮。""足太阴为脾之经，其气通于口。足阳明为胃之经，手阳明为大肠之经，此二经脉交并于口。其腑脏虚，为风邪湿热所乘，气发于脉，与津液相搏，则生疮，恒湿烂有汁，世谓之肥疮，亦名燕口疮。"《中医词典》亦云："常因脾胃湿热上攻口唇，或先天遗毒所致。小儿多患之。"若过食辛香燥热食物或久病伤脾尤为多见。

　　目前本病有多发趋势，常缠绵反复，治疗手段相对较少，结合中医标本兼治，多有事半功倍之效。

编辑整理：李东辉

补肾填精耳鸣方

【组成】 熟地25g，生龙骨50g，生牡蛎50g，山萸肉25g，煅磁石25g，菟丝子30g，炒枣仁40g，枸杞20g，女贞子30g，旱莲草20g。

【功用】 填精生髓，阴阳同补。

【适应症】 耳鸣，肾精亏虚型。

【刘氏临证心得】 陈某，男，33岁，2015年2月2日初诊。主述耳鸣3个月，夜间明显，伴腰酸遗精，脱发，精力不集中，健忘，倦怠，动则心悸汗出，偶有盗汗，纳可，夜眠差，易醒，夜尿多，大便正常。舌质红少苔，脉沉细。诊断为耳鸣肾精亏虚证。治法：补肾填精。方药同前。一周后再诊耳鸣略减轻，加金樱子30，代赭石30。治疗一个月耳鸣接近消失。2016年3月因劳累复发，症见耳鸣声低持续，腰膝酸软，畏寒肢冷，阳事不举，夜寐不安，小便清长，大便干。舌质淡红，苔薄白，脉沉细无力。上方10付。2016年4月再诊，耳鸣减轻，仍畏寒腰酸。中药加附子10g，肉桂10g，故纸25g，益智仁20g。7付后诸症明显减轻。时至春季，以右归丸善后。

本病从精论治。方中熟地质润甘补微温，入肝肾经，善滋阴养血，填精固本，精血充足则耳聪目明，重为君药。煅磁石辛寒而咸，镇潜兼补，善补肾益精，平肝潜阳，聪耳明目，为治疗耳鸣要药。山茱萸酸甘温补固涩，善补肝肾之精血。女贞子甘苦而凉，善滋补肝肾之阴，旱莲草甘酸而寒，补养肝肾之阴又凉血止血，二药平和不滋腻，称为二至丸，出自《医便》卷一。龙骨牡蛎调和阴阳，平肝潜阳，收敛固涩，既辅助补肾固精，又潜降虚阳上亢，为治疗耳鸣要药。菟丝子味辛甘，性平，归肝肾经，补肾益精，养肝明目，温而不燥，补而不峻。巴戟天补肾阳，强筋骨，与诸多滋阴药物阴阳互生，共达补肾填精之效。

编辑整理：李东辉

疏泄肝胆耳鸣方

【组成】 磁石30g，当归15g，郁金20g，香附15g，菊花25g，钩藤40g，天麻15g，珍珠母50g，清半夏15g，石菖蒲15g，胆南星15g。

【功用】 疏泄肝胆，清热涤痰。

【适应症】 耳鸣，痰浊郁热，肝阳上亢型。

【刘氏临证心得】邹某，女，50岁。2017年8月来诊。自述耳鸣如蝉2周，眩晕阵作，烦躁易怒，头胀痛，目花，两胁胀满，月经不调，带下色黄，尿赤便干。舌质红苔黄厚腻，脉弦数。既往高血压病5年。诊断为耳鸣，肝胆郁热型。方药以上基础方加生地25g，7付水煎服。再诊耳鸣减轻，带下色黄有异味，上方酌加黄柏知母各15g。随访2个月耳鸣未复发。

本病从痰论治。基本病机为正气不足，外邪入侵，邪郁少阳，郁而化热，气机不利，不得输布津液、血液运行，津行不利则痰浊内生，血行不利则瘀血内阻，痰瘀内阻于耳窍则发为本病。本病具有以下特点：一为外邪与内生病理产物并存；二者本病患者多平素性情急躁易怒，稍有外邪引动，则易发为本病；三者本病日久易转为本虚标实之证，具有缠绵难愈的特点。因此，提出了清热解郁、疏肝活血、化痰开窍的治疗大法。

方中半夏辛温行散痰湿，健脾祛痰，和中降逆，《名医别录》称其消心腹胸膈痰热满结。胆南星苦凉，清热化痰，祛风定惊。二药相伍，半夏燥湿健脾以绝生痰之源，胆南星开泄化痰以祛经络中之风痰，治痰从本。石菖蒲味辛性温，芳香，辛温行散之力强，宣气通窍，醒脾健胃，化浊祛痰开窍宁神。郁金味辛苦性微寒，体轻气窜，其气先上行而微下达，入于气分以行气解郁，达于血分以凉血破瘀，二药配伍疏肝解郁辅助治疗耳鸣。珍珠母咸寒入肝，清肝泻火，镇静安神，治疗肝阴不足，肝阳上亢耳鸣。辅助天麻、钩藤平肝熄风，清热活血，补益肝肾。

【解读赏析】上述两方方名为编选者代为暂拟。神经性耳鸣属于中医学"耳鸣""苦鸣""聊啾""耳中鸣""脑鸣"等范畴，中医学多认为本病是本虚标实之病，风、痰、火、虚是其主要病因，涉及脏腑主要有肝胆、脾胃、肾。中医典籍《外科证治全书》提道：耳鸣者，耳中有声，或若蝉鸣，或若钟鸣，或若火熇熇然（大火燃烧），或若流水声，或若簸米声（播扬米壳去粗糠），或睡着如打战鼓，如风入耳。形象地说明了耳鸣的特点。耳为肾之外窍，《灵枢·脉度篇》说："肾气通于耳，肾和则能闻五音矣"；足少阳胆经还走耳前后。故虚证者多责之于肾，实证多责之肝胆。实证肝胆火旺，上扰清窍见爆发耳鸣，声如雷，来势急，怒则更甚，心烦多梦，大便干，尿赤，舌红口干，脉弦。治以清泄肝胆、疏利气机。初期火郁当发，后期郁热不宣火热渐盛则清泄肝胆，加蝉衣、僵蚕等。虚证多见于老人或下焦虚损之体，声如蝉鸣，甚至不聪，伴头晕目眩，腰酸膝软，周身乏力，舌红少苔，脉弱尺沉。耳聋左磁丸加减。现代医家更是将神经性耳鸣辨证分为肾虚精亏、髓海不足，心肝血虚、脉络空虚，脾气虚陷、清阳不升，血脉瘀滞、痰火壅结。分证论治。在治疗上主要有中医导引法、中药、针刺、艾灸、穴位贴敷、拔罐、耳穴等方法。

编辑整理：李东辉

口腔溃疡方

【组成】黄连15g，竹叶20g，生甘草25g，儿茶10g，扁豆25g，黄芪50g，花粉20g，龙胆草15g，升麻30g。

【功用】泻火解毒，去腐生肌。

【适应症】口腔溃疡，胃火炽盛型。

【刘氏临证心得】杨某，男，55岁。2017年11月14日初诊。自述反复口腔溃疡1年，加重5周。症见反复口腔溃疡，烦躁，进食受影响，口苦口臭，头痛，腹胀便秘，尿赤。舌质红，苔薄黄，脉弦滑。查体见牙龈轻度红重，舌下1处深大溃疡，边红隆起，中央呈圆形凹陷，直径1厘米左右，黄白色，剧烈疼痛。唇内侧可见2处初步愈合溃疡。诊断为口腔溃疡，胃火炽盛型。治疗原则：清热泻火。予上方7剂。1周后深大溃疡明显缩小变浅，疼痛减轻，大便正常。上方加紫草15g，继服2周，愈。追访3个月未复发。

【解读赏析】方名为编选者代为暂拟。复发性口腔溃疡是最常见的口腔黏膜疾病，具有疼痛性、复发性、自限性等特征，一般人群的患病率可高达20%。本病可能与局部创伤、压力、饮食、药物、激素以及维生素和微量元素缺乏等因素有关，主要致病原因仍在研究当中。

口腔溃疡，《黄帝内经》首称"口疮"历代医著中又称为"口疳""口舌生疮""口糜""口破"，古代医家对口疮病因病机的认识众多，大致从火热致病、寒邪致病、脾气凝滞、肾虚气虚、上盛下虚等方面讨论。

方中黄连泻火解毒，清热燥湿，重用为主药。竹叶清心除烦，清心火。生甘草既能清热解毒又可补脾胃，调和诸药。儿茶活血止痛，止血生肌，清肺化痰。内服外用均可，为口腔疾病常用药。扁豆味甘温，归脾胃经，健脾化湿。龙胆草泄肝火，升麻清热解毒，杀菌抗炎，升举阳气。引药上行。

刘教授口腔溃疡常用药：

1. 黄连与石菖蒲：黄连清热燥湿，泻火解毒；菖蒲引心经，配伍泻心火，愈口疮。

2. 黄连与升麻：升麻发散阳明风邪，升胃中清气；黄连善降阳明胃火；用于治疗胃有积热，郁结不解之口舌生疮、口腔糜烂等症。

3. 黄柏与砂仁：黄柏味苦入心，禀天冬寒水之气而入肾；砂仁辛温，能纳五脏之气而归肾水火既济，心肾相交，治虚火上冲之口疮。

4. 黄柏与青黛：黄柏清热燥湿，泻火解毒；青黛清热泻火，凉血解毒；二药合用，其清火之功效更著，治疗久而不瘥者。

刘教授口腔溃疡外用常用方：

方1：黄连15g，青黛15g，白及20g，冰片2g。

用法：将黄连、青黛、白及捣成粗末，加水200毫升煎至100毫升。倒入干净消毒小瓶，加入研末冰片，摇匀，5天换药1剂。用淡盐水漱口后，用棉签取药涂在溃疡面上。早晚、饭前、饭后各涂1次，涂药后不漱口，10日为1疗程。

方2：黄连10g、黄柏20g、青黛10g、硼砂10g、冰片3g，研末，外敷患处。

编辑整理：李东辉

四肢关节病案

风痛汤

【组成】 青风藤20g，泽泻25g，土茯苓40g，防己20g，牛膝20g，苍术15g，黄柏15g，秦艽20g，独活15g，元胡20g，双花25g，连翘30g。

【功用】化湿祛瘀，通络止痛。

【适应症】痛风急性期

【刘氏临证心得】耿某，男，28岁。2016年7月4日初诊。主述间断双侧足部关节剧烈疼痛1年，加重1周。曾明确诊断痛风性关节炎，曾口服秋水仙碱及多种药物外用，放血等疗法。血尿酸676μmol/L。查体双侧足踝及拇趾处关节红肿热痛，右足明显，局部皮肤色暗。压痛阳性。活动受限，跛行，夜间疼痛明显。纳可，眠差，大便溏，尿赤。舌质红，苔黄腻，脉弦滑。诊断为痛风性关节炎，湿热瘀阻型。处方同前。5付水煎服，嘱低嘌呤饮食，疼痛明显减轻，尿酸仍明显增高，去双花、连翘，加败酱草15g，龙胆草15g。再服10天诸症告愈。

【解读赏析】方名为编选者代为暂拟。痛风性关节炎是一种嘌呤代谢障碍引发的代谢性疾病，属中医"痹证""白虎""历节"等范畴。《素问·痹论》言："风、寒、湿三气杂至，合而为痹。"朱丹溪《格致余论》言："痛风者，大率因血受热，已自沸腾，其后或涉冷水，或立湿地，或扇风取凉，或卧当风，寒凉外搏，热血得寒，汗浊凝涩，所以作痛。"认为该病与外邪、饮食、环境因素相关，机体自身血分受热亦可致病。痛风是由外因和内因两个方面所导致的，比如正气不足、腠理不密、卫气失固等。其中饮食不节为主因，伤胃滞脾，湿热内生，蕴于关节，或禀赋不足，脾胃虚弱，湿浊内蕴，复感风寒，寒湿蕴而化热，流注关节所致。痛风可分为湿热蕴结、寒湿入络、痰瘀痹阻、肝肾阴虚等证型，治疗相应各异。

刘教授体会痛风性关节炎患者多为痰湿体质，素体阳盛，饮食失节，脾胃损伤，湿聚热生，胃热脾湿，湿热蕴蒸，下注下焦，伤及肾脏，导致肾之气化功能不利，开阖失司。湿热痰浊流注关节表现为脚踝、脚趾、手腕、手指等部位红、肿、热、痛。急性期痛风病因病机主要为湿热蕴结，风寒湿邪等为诱因，湿热浊毒是急性期痛风的主要病机，表现为红、肿、热、痛为主的湿热症状，采取清热化湿法治疗，根据湿热之偏盛，治疗须有所侧重。方中黄柏、苍术经典配伍二妙散，最善清热燥湿，为治疗热痹，湿热下注之筋骨肿痛，下肢萎软，湿热带下，湿疮、瘙痒等基础药。龙胆草泄火，防己祛肌肤之水，祛湿行水不伤正。土茯苓、青风藤祛风祛湿，清络止痛。双花、连翘，辅助清热解毒。元胡化瘀镇痛。

刘老认为，急性期痛风既非外感风、寒、湿邪侵袭经络以致郁久化热之热痹，又非温热病感受湿热邪气而致湿热痹，而多系食膏粱厚味，导致湿热瘀滞，血热又受风寒湿热之邪侵袭，出现肢体经络、气血瘀滞而发痹证。患者多为痰湿体质，素体阳盛，饮食失节，脾胃损伤，湿聚热生，胃热脾湿，湿热蕴蒸，下注下焦，伤及肾脏，导致肾之气化功能不利，开阖失司。湿热痰浊流注关节表现为脚踝、脚趾、手腕、手指等部位红、肿、热、痛。故急性期痛风病因病机主要为湿热蕴结，风寒湿邪等为诱因，湿热蕴结是急性期痛风的主要证型，表现为红、肿、热、痛为主的湿热症状，采取清热化湿法治疗，根据湿热之偏盛，治疗须有所侧重。

总之痛风性关节炎为代谢性疾病，有明显遗传倾向，且与饮食密切相关。抓住本质辨证施治，做好日常饮食起居指导，以求速效且久效。

编辑整理：李东辉

足跟痛方

【组成】青风藤30g，青黛3g（冲服），乳香15g，川断25g，寄生30g，白芍40g，生甘草25g，杜仲20g，狗脊25g，元胡20g，当归20g，牛膝20g，木瓜30g，防己20g。

【功用】壮肾健骨，通络止痛。

【适应症】肾虚型足跟痛

【刘氏临证心得】杨某，女56岁，2016年4月14日初诊，自述足跟疼痛，痛处固定，晨起尤甚，活动后略好转，腰膝酸软，纳可，眠差多梦，大便干，夜尿频。闭经3年。舌质暗红苔薄白，脉沉弦。查体：双足可见袜子勒痕，按之无明显凹陷性水肿，无红肿，皮温正常。诊断为足跟痛，肝肾亏虚型。处方同前。结合每日煎药药渣泡脚，治疗2周，诸症缓解。

【解读赏析】方名为编选者代为暂拟。跟痛症在祖国医学中属"痹证"范畴，跟痛症与劳累损伤及外感风寒、内伤湿滞等致病因素密切相关。又因患者年老体弱，血脉瘀滞，肾精不足，营卫不通；或久居湿寒之地，护养不当，外邪乘虚而入，气血运行不畅，经脉痹阻，肌肉筋骨失养，不通则痛或不荣则痛；或因过度肥胖，或产后失于调理，损伤了肌肉筋脉甚至筋骨而发。常与骨质疏松，骨质增生有关。现代医学认为跟痛症是长期慢性劳损及久站、运动刺激后，滑膜囊壁充血肥厚，囊腔积液；脂肪垫充血肥厚；跟腱纤维撕裂、组织渗出等因素导致跟骨周围痛表现。

《医宗金鉴》云："督脉发源肾经过，三阴虚热足跟疼，六味地黄滋真水，肿溃流脓用八珍"。足跟乃督脉发源之地，足少阴肾经从此所过。若三阴虚热，则足跟疼痛。宜用大剂六味地黄丸料煎服，以峻补其真水。若痛久不愈，肿溃流脓者，宜服八珍汤，以大补其气血。

临床足跟痛中老年居多，属痹症范畴。肝肾不足为本病基础。青风藤有祛风湿，通经络，利小便作用，为治疗关节疼痛麻木的常用药，现代研究具有抗炎，镇痛，镇静作用，为本方君药。青黛归肝经，清热解毒，清肝泻火，凉血消斑，口服1.5至3g，难溶于水，多冲服。乳香对气血凝滞疼痛具有生肌治痿，散血祛瘀，行气活血止痛之效；牛膝活血化瘀，补肝肾，强筋骨，引血下行；木瓜舒筋活络，和胃化湿；防己祛风湿，止痛，利水消肿。川断、寄生、杜仲、狗脊均为强腰壮骨之品，治病求本。芍药酸寒，养血敛阴，柔肝止痛，甘草甘温，健脾益气，缓急止痛，二药相伍，酸甘化阴，调和肝脾，有柔筋止痛之效。

刘教授治疗本病常配合针刺太溪，昆仑，百会，风池。灸阿是穴。外用中药足浴等辅助疗法。另外治疗本病还有很多外用敷贴，熏洗，点按等疗法。其中刃针源于古九针，亦针亦刀。刃针疗法是以中医学理论为基础，并结合西医理论，兼有"针"的疏通经络、调气行血之效，能够改善血液的黏、凝、聚、浓状态，改善大脑血液循环；又兼顾"刀"的松解粘连、疏通剥离之功，通过松解减轻肌肉神经卡压，调节足跟部微循环，减轻足跟疼痛。

编辑整理：李东辉

历节方

【方药】青风藤30g，威灵仙15～25g，羌活15g，土鳖虫10g，伸筋草20～25g，乳香10g，元胡20g，薏苡仁20g。

【功用】祛风湿，通络止痛。

【适应症】类风湿性关节炎

【刘氏临床心得】曾治疗付某，男性，37岁，病史3年，患者1个月前自觉双手关节疼痛伴晨僵，于我院风湿科门诊就诊，经各项理化检查诊断为类风湿性关节炎，口服非甾体消炎药未见明显疗效，其后患者自觉上述症状加重，并伴有双手关节肿胀，故就诊于刘大同诊室，就诊时见双手关节酸痛，晨起僵硬，肿胀，痛有定处，屈伸不利，舌苔白腻，脉濡缓。予上方共10剂后患者症状缓解。

【解读赏析】类风湿性关节炎（RA）是一种自身免疫系统疾病，临床可导致患者关节畸形，功能丧失，有渐进性或反复发作的特点，严重影响患者的生活质量。类风湿性关节炎归属于中医痹病、痹症范畴，最早可见于《内经》，《素问·痹论》指出："风寒湿三气杂至合而为痹，其风气盛者为行痹，寒气盛者为痛痹，湿气盛者为着痹。"除痹病、痹症记载外，根据其临床表现及病机特点，历代医家又有"历节""白虎病""痛风""鹤膝风"及"尪痹"等记载。西医治疗本病主要以非甾体消炎药、糖皮质激素、传统改善病情抗风湿药及生物DMARDs为主，在缓解症状，降低致残率方面有一定疗效，但存在多种不良反应。中医对本病的认识由来已久，对本病治疗历代医家更是各有特色，常可获得满意疗效。刘大同教授多年临床观察，认为本病根本在于风、寒、湿三邪搏结，阻碍气血经络而发本病，故自拟经验方做基础方加减，效果颇丰。

本方刘大同教授以青风藤为君，本药辛散苦燥，有较强的祛风湿、通经络作用，在散风寒湿痹，舒筋活血、正骨利髓方面有奇效，《本草纲目》中有言本品可以"治风湿流注、历节鹤膝"，故而治疗风湿弊痛，关节肿胀或风湿麻木，单用即效。除此之外青风藤对于抑制细胞膜上白介素受体2表达起主要作用，这样可减少细胞因子IL-1和肿瘤坏死因子-a的产生，从而增强白介素-6的表达，进而刺激参与免疫反应并阻断滑膜炎过程。威灵仙、羌活、伸筋草为臣，共奏祛风湿、活血通经、止痛之功。威灵仙辛散温通，性猛善走，通行十二经，是治疗风湿痹痛要药，凡风湿弊痛，肢体麻木、筋脉拘挛、屈伸不利，无论上下皆可应用。羌活有较强的祛风湿、止痛的作用，归太阳膀胱经，可除上半身风寒湿痹，肩背肢节疼痛。伸筋草入肝经，尤其善于治疗风寒湿痹，肢体麻木，与羌活、威灵仙同用对于治疗风寒湿痹，关节酸痛，屈伸不利，肢体软弱，肌肤麻木有奇效。佐药有3味，为乳香、元胡、土鳖虫，此三药起到活血、行气、止痛的功效。元胡为活血行气止痛之良药，可"行血中气滞，气中血滞，故能专治一身上下诸痛"，可应用于所有痛症。乳香辛散走窜，既入血分，又入气分，可同元胡共同配伍行血中气滞，化瘀止痛，治疗一切气滞血瘀之痛证，故而对于风寒湿痹所导致气滞血瘀之痛症有较强功效。土鳖虫具有破血逐瘀，续筋接骨的作用，能活血消肿止痛。薏苡仁为使药，具有渗湿除痹，舒筋脉，缓和拘挛之功。《神农本草经》云本药具有"主筋急拘挛，不可屈伸，风湿痹，下气。"，对于湿痹的筋脉挛急疼痛效果较好。

治疗上，痹症入络，抽掣疼痛，肢体拘挛者，可多用虫类药搜风止痛，通经达络，常用药物如全蝎、蜈蚣、地龙、水蛭、穿山甲、白花蛇、乌梢蛇、露蜂房等。风寒湿疼痛剧烈者，常可用附子、乌头等药物止痛。热盛者可考虑加用寒水石、知母、石膏、龙胆草、双花等药清热泻火。

编辑整理：刘菲菲

清风汤

【组成】青风藤30g，木瓜30g，防己20g，元胡20g，灵仙20g，土茯苓40g，雷公藤10g，牛膝20g，生甘草25g。

【功用】清热祛风通络

【适应症】痛风性关节炎

【刘氏临证心得】钱某，男性，46岁，自由职业者，2020年3月10日初诊。主诉：间断左膝盖及足跖趾关节肿痛5年余，加重4天。现病史：左膝盖及左足第一跖趾关节处红肿热痛，夜间尤甚，右手腕部肿痛，肩关节时有疼痛，曾口服秋水仙碱1片/次，3次/日，疗效明显。4天前饮酒并食用大量海鲜后症状复发，并有受寒史，服用秋水仙碱乏效，遂前来就诊。现纳差，易困倦乏力，睡眠差，小便色黄，大便时干时稀。舌色红，舌上有点刺，苔白，脉滑数。平素身体健康状况良好，有饮酒史10余年。辅助检查：血尿酸：678μmol/L。诊断：痛风性关节炎。

辨治：湿热蕴结，痹阻经络为患也。以清热祛风通络为法。方用自拟清风汤。上方共14剂，水煎服，每日1剂，早晚分服，配合外敷三黄散。2020年3月25日复诊。关节红肿疼痛处明显减轻，偶有夜间关节疼痛症状，小便色黄艰涩，大便略稀，舌质红，苔白，脉濡。原方加秦艽20g，泽泻25g，猪苓25g，增强祛湿止痛之功又配以利水渗湿，继服14剂。2周后症状均消失，嘱其避风寒、调饮食、畅情志以防复发。

【解读赏析】

痛风属于中医学"痹病"的范畴，古有"历节风""虎咬风""痛风"等称谓。《格致余论·痛风论》中记载道："彼痛风者，大率因血受热已自沸腾，其后或涉冷水，或立湿地，或扇取凉，或卧当风。寒凉外抟，热血得寒，污浊凝涩，所以作痛"，可见痛风的发病由多方面共同造成。痛风的病因主要为湿邪、痰浊、瘀毒，其发病由内外因相互影响，湿浊痰瘀滞于关节而发。

刘师在治疗痛风时注重通络之法，因藤类药物生长四面通达的特性与经络在肢体中四面通达之性相似，故运用藤类药物疏通经络。故善用青风藤、雷公藤等藤类药物，每每收效显著。

刘师博采众家之长，在三黄散的应用颇有心得。三黄散可清热解毒、泻火通便，是祖国传统医学中的经典名方，在《备急千金要方》《普济本事方》《点点经》等中皆有所载。三黄散出处众多，遣方各有不同，但功效不外以清热解毒、燥湿退黄、止衄为主。原方由大黄、黄连、黄芩组成，刘师在多年临床实践中摸索黄连替换为黄柏更为适宜，且在用量以大黄：黄柏：黄芩以2：1：1最为得当。方中药物皆为苦寒之品，大黄凉血解毒，逐瘀通经，黄芩、黄柏均有清热燥湿、泻火解毒之功，协同大黄共达清热解毒、凉血止痛之效。关节红肿热痛是痛风性关节炎急性发作时的主要表现，辨证多为湿热蕴积之证，三黄散在缓解急性痛风性关节炎疼痛、消除肌肤肿胀、缩短疼痛时间，为降尿酸治疗均有积极促进作用。

编辑整理：刘奇峰

皮肤病案

除痤汤

【**组成**】双花25g，连翘30g，枇杷叶20g，土茯苓40g，透骨草20g，芦荟10g，苦参15g，地肤子20g，白藓皮25g，生甘草25g。

【**功用**】清热燥湿，解毒消疮。

【**适应症**】痤疮轻症

【**刘氏临证心得**】王某，女，20岁，患者初诊：面部起疹，反复发作2个月余，加重5天。患者2个月来面部反复起疹，平素饮食不节制，头皮、面部出油多，皮疹时轻时重。5天前，患者进食辛辣食物，皮疹逐渐增多，遂来本院就诊。现症：面部、胸背多发丘疹，粉刺脓疱、囊肿，时有痒痛；伴口干咽燥，大便略黏腻，舌质红、苔薄黄，脉浮数或滑数。辨证分型：痤疮轻症（肺经热盛证）。施治原则：清热燥湿，予上方服15剂，嘱其忌食油炸饮食、甜品及辛辣食物，保持大便通畅，忌熬夜。二诊：患者服药后，痒痛症状略有缓解，面颈部皮疹色暗红，或有脓头，口干渴明显，小便黄，舌质红、苔黄，脉浮数。在上方基础上加丹皮30g，赤芍25g，紫草20g，清热凉血，服15剂。三诊：痒痛症状已消失，口干渴缓解，大便黏腻明显，面部脂溢减轻，颜面皮疹部分消退，囊肿、结节颜色变浅，皮疹面积缩小，舌暗红，苔白腻，脉滑。上方去丹皮、赤芍、紫草，加苍术15g，白术25g，茯苓40g健脾利湿解毒，服15剂。四诊患者面部出油明显减少，面颈部皮疹基本已消退。颌下、前胸及肩背部囊肿、结节损害大部分变平，颜色淡，舌暗红，苔白腻，脉沉。继续以上方治疗15天，患者痊愈，随访1个月，病情无反复。

【**解读赏析**】痤疮，中医又名"肺风粉刺""小疖"，是一种发于毛囊、皮脂腺的慢性炎症性皮肤病。临床可见粉刺、丘疹、脓疱、结节、囊肿等多种类型的皮疹，并伴有瘙痒、疼痛及皮脂溢出等症状。

西医认为痤疮发病机制复杂，现机体免疫失衡、痤疮丙酸杆菌作用、炎性因子作用、雄激素作用、毛囊皮脂腺导管角化异常、遗传相关的主要机制已得到公认。中医认为痤疮主要病因则有外受风邪，湿热蕴结，毒热互结，冲任失调这四个方面，刘教授结合这四个病因认为本病是由于肺经血热、熏蒸肌肤、脾失健运，导致湿热内积成毒而导致的，故自拟本方为治疗痤疮的基本方，治疗上以本方为基础加减变通，临床收效甚显。

本方以双花、连翘、土茯苓、枇杷叶为君药，共为清热燥湿、解毒消疮之功。双花、连翘二药辛凉而质轻，有"轻以去实"之功效，从而透邪外出，使肺热从表而解，如吴鞠通所言"取其辛凉达肺经之表，纯从外走"之意，其次二药还具有散热解毒的功效，可治疗温热之邪蕴结成毒，亦可"芳香除秽"，解除秽浊之邪。土茯苓，别名"土萆薢""草禹余粮"，味甘、淡，性平，有清热除湿，解毒通络的功效，《本草纲目》载"土茯苓能健脾胃，去风湿，脾胃健则营卫从，风湿去则筋骨利……（解）恶疮痈肿。"又《本草汇编》载："《内经》所谓湿气害人皮肉筋骨是也"。《本草图经》载土茯苓有"敷疮毒"的作用，痤疮的皮损表现为丘疹、疱疹，属于疮毒的范畴，对这类疾病，土茯苓内服外用都有良好疗效。枇杷叶苦平，性善降泄，有清肺热，降肺火之功，是治疗痤疮的常用药，《医宗金鉴》中枇杷清肺饮是治疗痤疮的名方，方中更是选取枇杷叶为其君药。现代研究发现枇杷叶具有较强抗炎、抑菌的功效。透骨草、白鲜皮、芦荟为臣药，共为燥湿泻火、解毒化疹之功。透骨草有祛风除湿、解毒化疹的功效，可"疗热毒"，《杨诚经验方》选用该品，治肿毒初起，且本药还具有引药透入经络的特点，故而有祛风、活血、止痛的特点。白鲜皮清热燥湿，祛风解毒，《本草原始》中记载本药可"治一切疥癞，恶风，疥癣，杨梅，诸疮热毒。"此二药合用可燥湿泻火解毒，用于治疗热毒所致痤疮，效果显著。芦荟可泻下通便，清肝，杀虫，性苦寒，清热消炎作用明显，现代西医研究本药可促进组织修复，即可内服亦可外用。苦参和地肤子为佐药，同用可治疗热毒所致痒疮。《药性论》中记载苦参可"治热毒风，皮肌烦躁生疮"，故可治疗皮肤瘙痒，与土茯苓同用治疗皮疹。地肤子清热利湿、止痒，《别录》中记载此药可"去皮肤中热气，使人润泽，散恶疮疝瘕，强阴"。甘草清热解毒，调和诸药，为使药。

治疗上，患者偏风热者，可见面部丘疹色红、瘙痒，伴口干咽燥，可加桑白皮、野菊花、薄荷等疏风清热宣肺。偏血热者，可见面红，皮疹密集分布，或有脓头，皮疹多有痒痛，常伴发口干渴、溲黄、便干、舌质红、苔黄、脉浮数，可考虑加丹皮、赤芍、紫草、生地、玄参、牡丹皮等清热凉血药物。偏湿热重者，可见头、面皮脂溢出明显，或油腻光亮，皮疹泛发面部胸背，常多种皮疹并发，伴肿痛，皮疹集中于口周、颊部，多伴口臭、溲黄、便秘、舌红、苔黄腻，脉滑数。可考虑加黄连、黄芩、黄柏、茵陈、龙胆草清利湿热。其中便秘较重者可考虑加入大黄、郁李仁、枳实等泻下通便的药物，脾虚湿滞明显者可考虑加入薏苡仁、茯苓、苍术、白术等健脾除湿药物。冲任失调的患者多情志不遂，忧思恼怒伤肝，肝失疏泄。表现为颜面部的丘疹或脓疱，结节多发，色暗红，皮疹或有压痛，平素易激动，伴面红、易怒、失眠、或月经前后不定期、经前皮疹加重等症状，舌质暗红，苔黄，脉弦滑。治宜疏肝解郁兼以清热利湿解毒，在基础方上可考虑加当归、白芍、柴胡、青皮、郁金等疏肝解郁的药物。

编辑整理：刘菲菲

驱疹汤

【组成】双花25g，连翘30g，荆芥20g，丹皮30g，土茯苓50g，苦参15g，赤芍25g，地肤子20g，防风15g，当归15g，生地20g，紫草15g，蝉蜕15g，生甘草25g。

【功用】养阴清热，祛风解毒。

【适应症】荨麻疹（血虚风燥证）

【刘氏临床心得】患者张某某，女性，30岁，患者2017年7月23日开窗午睡后突发皮肤瘙痒，继而双上肢可见大片风团，色鲜红，自行口服维生素C、葡萄糖酸钙后症状略见好转。自24日晨起患者症状加重，周身可见大片风团，并伴有剧烈瘙痒，就诊时证见：周身可见大片风团，并伴有剧烈瘙痒，色淡红，咽干口燥，夜寐欠安，大便黏腻，小便正常，舌质红，苔薄白，脉滑数。查体见：周身可见散在大小不等红色风团，皮肤划痕症阳性（＋）。西医诊断：荨麻疹。中医诊断：风疹（血虚风燥证），刘教授予上方共服7剂。二诊：皮损面积明显减少，仅上肢可见少量风团，但皮肤脱屑较重，瘙痒减轻，划痕症（＋），盗汗减轻，夜寐尚安，舌质红，苔薄白，脉细数。患者脾胃湿热减轻，血虚加重，故予原方去黄芩、黄连、生地、赤芍，加熟地15g，川芎10g，白芍15g，养阴生津，服7剂。三诊：服药期间无新发皮疹，上肢皮疹明显减轻，无皮肤脱屑，盗汗明显减轻，舌质红，苔薄白，脉细数。前方续服7剂，患者痊愈，随访15天，病情无反复。

【解读赏析】荨麻疹中医病名可见于"风疹""隐疹"，是一种皮肤出现红色或苍白风团，时隐时现的瘙痒性，过敏性皮肤病。本病以皮肤上出现瘙痒性风团，发无定处，骤起骤退，消退后不留任何痕迹为临床特征。西医认为本病是由于皮肤、黏膜小血管扩张及渗透性增加而出现的一种局限性水肿反应，通常在2～24小时内消退，但反复发生新的皮疹。病程迁延数日至数月，病因复杂，治疗上以避免诱发因素，抗过敏，对症治疗为主。本病病机关键在于本虚标实。可因卫外不固，风寒、风热之邪客于肌表，或因肠胃湿热郁于肌肤，或因气血不足，虚风内生，或因情志内伤，冲任不调，肝肾不足，而致风邪搏结于肌肤而发病。《医宗金鉴·外科心法要诀》云："此证俗名鬼风疙瘩，由汗出受风，或露卧乘凉，风邪多中表虚之人。初起皮肤作痒，次发扁疙瘩，形如豆瓣，堆累成片，日痒甚者，宜服秦艽牛蒡汤，夜痒重者，宜当归饮子服之。"刘大同教授认为本病根本在于血虚风燥，郁于肌腠所致，治疗上以养阴清热，祛风解毒为主，辅以养血活血之品，起到"治风先治血，血行风自灭"之功。

本方以双花、连翘、土茯苓、荆芥、丹皮为君药，起到清热祛风凉血之功。双花、连翘二者搭配清热解毒、疏散风热，既能透热达表，又能清里热而解毒，对风热痒疹有奇效。现代研究此二味药都具有广谱抗菌作用，土茯苓解毒、除湿，《本草图经》有云本品可"敷疮毒"，《生草药性备要》里亦记载本药可"消毒疮、疔疮，炙汁涂敷之，煲酒亦可"，且土茯苓具有较强的免疫抑制作用，对于过敏导致的皮肤炎症具有较强的效果；荆芥具有祛风解表、透疹消疮之功，常用于风疹瘙痒；丹皮清热凉血，活血祛瘀，《本草纲目》："治血中伏火，除烦热。"《日华子本草》："消扑损瘀血，续筋骨，除风痹。"在临床上无论内服还是外用，治疗血热型皮肤病变收效均很明显。当归、生地、地肤子、防风共为臣药，共为养阴清热，凉血止痒。风为阳邪，易于化热化燥伤阴血，血虚则络虚，易被风邪所中，同时血虚易生风，可助风长，故而治风之时必治以补血，既可补虚，又可防风药燥伤阴血，当归、生地共用养阴生津，起到治风补血之功。地肤子清热利湿、止痒，本就能治疗风疹，《本草原始》中记载此药可"去皮肤中积热，除皮肤外湿痒"，同时地肤子亦可利尿通淋，使热随尿出，如《滇南本草》所说"利膀胱小便积热，洗皮肤之风"，常与苦参同用治疗热毒痒疮。防风祛风解毒、胜湿止痛、止痉，与荆芥同用可治疗风疹瘙痒，荆芥质清透散，发汗之力较防风为强，又能透疹。而防风质松而润，祛风之力较强，为"风药之润剂""治风之同用药"。苦参、赤芍、紫草、蝉蜕为佐药，有清热凉血透疹之功。苦参有清热燥湿、杀虫、利尿之功，《滇南本草》中曾云此药可"疗皮肤瘙痒"，常与土茯苓同用治疗皮疹。赤芍清热凉血、散瘀止痛，可治疗热入营血证，与双花同用治疗热毒壅盛，同时赤芍也可活血化瘀，辅佐丹皮、治疗风邪久留入络所导致的脉络瘀阻，血行流畅，则风无留着之地。紫草、蝉蜕可清热凉血、解毒透疹，对于疹出不透起到一定的透疹外出之功，可使皮疹透出加快，减短病程而降低患者的痛苦。甘草为使药，可清热解毒的同时，达到调和诸药目的。

治疗上，若患者心烦易怒明显可考虑加柴胡、郁金、香附，瘙痒剧烈者，可加白鲜皮、薄荷、地骨皮；脾胃湿热者可加用黄芩、黄柏，黄连；皮肤瘙痒，脱屑重者可加熟地、川芎、白芍；神疲乏力者可加黄芪、茯苓、山药、白术。对于皮疹位置分布，刘大同教授亦有自己的见解，如面部皮疹为重时可考虑加入菊花、牛蒡子、辛夷，上肢重者可考虑加入桂枝、羌活、桑枝，躯干重者可考虑加入砂仁、木香，下肢重者可考虑加入鸡血藤、忍冬藤、牛膝。刘教授同时还喜用桔梗，取其开提肺气，为诸药之舟楫的特点从而达到引药上行的目的。

编辑整理：刘菲菲

白疕方

【组成】土茯苓40g，雷公藤10g，当归20g，丹皮30g，赤芍25g，苦参15g，白蒺藜15g，白鲜皮20g，地肤子20g，地丁20g，生甘草25g。

【功用】清热燥湿，祛风解毒。

【适应症】银屑病（寻常型）

【心得】患者邱某某，女性，25岁，3年前患者无明显诱因出现全身散在红色皮疹伴脱屑、瘙痒，于其家附近医院皮肤科就诊，诊断为"银屑病"，服中西药治疗未见明显疗效。近5天患者四肢皮肤散在点滴状皮疹较前加重，色鲜红，上覆银白色鳞屑，鳞屑多且易脱落，皮肤瘙痒明显，伴口舌粘腻，心烦有时感觉身如虫行，小便黄，大便时溏，舌质红、苔黄腻，脉滑数。查体见：四肢散在点滴状皮疹，色鲜红，上覆银白色鳞屑，鳞屑多且易脱落。中医诊断：白疕（湿热内蕴证），西医诊断：银屑病（寻常型）。治法：清热燥湿、祛风解毒。刘教授予上方服7剂。二诊：患者皮疹略减少，色鲜红，瘙痒明显减轻，脱屑仍较多，口舌粘腻，心烦有时感觉身如虫行，小便色淡黄，大便时溏，舌质红，苔白腻，脉滑。患者瘙痒减轻，但脾胃湿盛明显，故原方减去荆芥、防风，加白术20g，薏苡仁15g，服15剂。三诊：患者皮疹明显减轻，色淡红，瘙痒明显缓解，脱屑减少，无口舌粘腻、身如虫行，偶觉膝关节疼痛，小便色淡黄，大便正常，舌质红，苔白腻，脉滑。患者脾虚湿盛略减轻，故上方减白术、薏苡仁，加黄柏15g，苍术15g，服15剂。患者好转，皮疹减退。随访15天，患者病情平稳，未见反复。

【解读赏析】银屑病俗称"牛皮癣"，中医又名"白疕""干癣""白癣""白壳疮""蛇虱"，是临床常见的一种反复发作、表皮异常增生的炎症性皮肤病，以红斑、鳞屑为主要表现。临床上有四种类型：寻常型、脓包型、红皮病型和关节病型。现代医家对于本病病因病机理解各有不同。杨洪浦认为本病病机是营血亏虚，生风生燥，肌肤失养而成。初起或因风寒或风热之邪侵袭肌肤，营卫失和，气血不畅；或因湿热内蕴，外不能宣泄，内不能利导，阻于肌表而成，病久，营卫失和加剧，气血暗伤，正不胜邪。荆夏敏认为，银屑病的病因多由营卫不和，风邪入侵，情致内伤，邪气蕴积，气血瘀阻，血虚风燥，肌肤失养，外不能宣泄，内不能利导，气血不畅阻于肌表而发生。陈龙喜认为本病病机为内外合邪，即湿热内生蕴积，外感六淫之邪，外不能宣泄，内不能利导，阻于肌表。刘教授认为本病是由于风、湿、热三毒．客于腠理．复与血气相搏导致血虚风燥所生，故治疗上应以祛风解毒、清利湿热为主。

本方以土茯苓、雷公藤为君药。土茯苓具有解毒、除湿、通利关节的功效，《本草正义》云"土茯苓，利湿去热，能入络，搜剔湿热之蕴毒"，且本药还可"渗利下导"，使湿热从下而解。雷公藤具有祛风除湿，活血通络，消肿止痛，杀虫解毒的功效，能苦燥除湿止痒，杀虫攻毒，对多种皮肤病皆有良效。二药共用清热燥湿解毒之功。牡丹皮、赤芍、苦参为臣药，起清热凉血、活血燥湿之功。牡丹皮、赤芍入血分，泄血分郁热奏凉血、止血之功，且二药可活血化瘀，祛除因血热所导致的血液溢出脉外所致的血瘀。同时丹皮和赤芍同用可使血行风灭，风无留着之地则使疹自愈。苦参清热燥湿、杀虫，《滇南本草》中记载此药可"疗皮肤瘙痒，血风癣疮，顽皮白屑"，并广泛应用于银屑病的治疗中，尤其在临床中病机为热毒炽盛、湿热蕴结时，往往疗效显著。当归、白蒺藜、白鲜皮、地肤子为佐药。当归补血润燥，能够制约苦参的温燥，使其不至于温燥太过，白蒺藜辛散苦泄，轻扬疏散，白鲜皮性味苦寒，可清热燥湿、泻火解毒，此二药都有祛风止痒之功，三药同用，体现了中医治风先治血的思想理念。地肤子清利湿热、止痒，可去皮肤中的湿热与风邪而止痒，常与白鲜皮同用缓解皮肤瘙痒，亦可同苦参同用治疗热毒痒疮。甘草为使药，生用可清热解毒，用治热毒疮疡，亦可调和诸药药性。

治疗上，瘙痒剧烈者可加荆芥、防风、白花蛇舌草；鳞屑较多、脾虚湿盛者加白术、薏苡仁，关节肿痛者加黄柏、苍术，疹出不畅者加蝉蜕、升麻。

编辑整理：刘菲菲

妇科病案

升阳补血止崩汤

【组成】五倍子15g、蒲黄碳20g、升麻30g、杜仲碳20g、龙骨50g、牡蛎50g、棕碳15g、血余炭15g、阿胶10g、黄芪50g、党参30g、当归15g、熟地25g。

【功用】补气、养血、活血、收涩、止血。

【适应症】气血亏虚，中气下陷引起的月经量多。

【刘氏临床心得】赵某某，女，40岁。患者自诉月经量多20余日，近5天加重。症状见：乏力，气短，少气懒言。舌淡，苔薄白，脉沉弦。查体见：形体略胖，眼睑略苍白，在省内某医院明确诊断为功能性子宫出血。排除器质性疾病，药物因素，采取宫内节育环避孕等因素引起。给予刮宫治疗仍不见明显改善，来我医院，请刘老师诊治，结合舌苔、脉象等，诊断为中气不足，脾虚。给予上述中药，连用5剂，少气懒言表现较初诊时有一定改善，月经量明显好转。二诊：患者月经量多有较大改善，但患者仍少气懒言，腰酸，舌淡，苔薄白，脉沉弦。提示患者脾阳亏虚，失于固涩。故在一方的基础上加入海螵蛸20g，达到收敛固涩目的。按照此方服20余天，患者月经量恢复正常。嘱患者应用八珍汤善后调整。

【解读欣赏】月经量多是连续数个月经周期中经期出血量过多，但月经间隔时间及出血时间规律，无经间出血、性交后出血或经血的突然增加，主要由内分泌紊乱，器质性疾病，药物因素，采取宫内节育环避孕等因素引起。每个月经周期失血量多于80ml视为月经过多。临床表现以月经量多，乏力，头晕，心慌，腹痛，腰痛等。长期的月经量多，可出现贫血、易合并感染、甚至继发不孕。为中年妇女常见病多发病。《医宗金鉴崩漏门》："淋漓不断名为漏，忽然大下谓之崩。紫黑快痛多属热，日久行多损任冲，脾虚不摄中气陷，暴怒伤肝血妄行。崩漏血多物胶艾，热多知柏少芩荆，漏涩香附桃红破，崩初胀痛琥珀功，日久气血冲任损，八珍大补养荣宁。"月经量多，初期是气不摄血，前期以补气养血为主，月经量多日久，则损伤冲任。前期治疗以止血，补气为主，日久患者在止血，补气的基础上，给予补肾，调整冲任为主。刘大同教授在治疗本病的时候，紧扣上述治疗原则，重视补气，养血止血。刘老认为女子以肝为先天，脾胃为后天之本，气血生化之源。故给予阿胶、黄芪、党参、当归、健脾，补养气血，给予龙骨、牡蛎、五倍子，入肝补阴。应用蒲黄碳、升麻、杜仲碳、棕碳、血余炭、凉血止血。熟地补肾以养先天。明代张景岳"人始生，本乎精血之源，人之既生，由乎水谷之养，非精血无以立形体之基，非水谷无以成形体之壮。"故治疗本病，当以止血为标，补气养血，兼补肝肾为本。达到标本兼顾目的。

编辑整理：赵云鹏

开经方

【组成】黄芪50g，白术25g，陈皮15g，升麻30g，泽兰25g，当归20g，白芍40g，熟地25g，鹿角胶15g，红花15g，桃仁15g，坤草30g。

【功用】活血理气，健脾祛湿。

【适应症】月经量少

【刘氏临床心得】曾治疗沈某某，女34岁，因月经量少1余年来我院就医，该患者于2016年因劳累后，出现月经量少，少于30ml，否认怀孕、应用避孕药，否认多次人工流产或手术粗暴损伤子宫。月经周期基本正常，自行应用补气养血药物治疗后，患者病情未见明显改善，近2月来，患者病情加重，月经一天就消失，量少于15ml.乏力，腰痛，畏寒、食欲不振。舌红，苔薄白，脉沉。舌下络脉迂曲，辩证为脾虚湿盛，痰浊瘀阻。方药：给予上方10付。二诊患者乏力症状较前期有改善，但未到月经周期，故未见月经量少是否有改变。患者食欲有一定改善，但不明显，舌红改善，舌后仍有迂曲。遂加入小茴香15g，肉桂10g，以补肾阳。三诊，患者乏力症状较前期有改善，月经量有所增加，出现耳鸣症状。舌淡红，苔薄白，脉弦，考虑是阴虚生风。在原发基础上加入白蒺藜15g，钩藤40，半夏15，茯苓40g，按照此方子治疗15天，患者耳鸣、乏力现象消失，食欲增加，月经量约50ml。

【解读赏析】月经量少是指月经来潮时月经较正常人为少，多因血虚，血瘀，气滞，寒凝痰阻等原因引起，《医宗金鉴》有云："二阳之病发心脾，不月有不得隐曲，脱血过淫产乳众，血枯渐少不行经。石痕寒气客胞中，状如怀子不行经。"西医主要以调整内分泌为主，但难以调整患者气血亏虚，中医可以在此发挥特长。刘大同教授在治疗月经量少时，主要以补气养血为主，通经活络为辅的治疗原则。同时兼顾血瘀，气滞，痰浊，寒凝等。发挥中医辨证论治的特长，标本同治，阴阳双调。刘老认为，本病的发生除了气血亏虚，阴阳失调的原因外，还有情志不遂及多产哺乳的原因。故除应用药物治疗的同时，还要在情志方面多疏导，达到治病除根的目的。刘老多选用红花、桃仁活血化瘀之品达到治病求本的目的。脾胃为后天之本、气血之源，脾为生痰之源。应用黄芪、白术、当归、以健脾化痰。应用白芍、陈皮、升麻以理气养阴。月经量少，往往会影响月经周期。故泽兰、坤草以活血调经。肾阳亏虚，使肾内寒气凝结，故给予熟地、鹿角胶以温肾，上述方合用，达到气血双补，阴阳双调之目的。但防止复发是本病的治病要点。减少情志波动，对患者预后有很重要的意义。

编辑整理：赵云鹏

舒肝调经汤

【组成】泽兰25g，元胡20g，香附15g，乌药20g，白芍50g，当归20g，川芎20g，小茴香10g，五灵脂15g，生蒲黄15g。

【功用】活血理气温中，疏肝调经。

【适应症】痛经

【刘氏临床心得】曾治疗杨某某，女，23岁，该患者因痛经病史5余年来我院就医，该患者于2013年因经期生气后，出现痛经，其后持续出现痛经，一般月经期第一天疼痛剧烈，2～3天后疼痛缓解，严重疼痛时需要应用止痛药物口服后，才可缓解。排除继发性痛经的可能。伴有恶心，呕吐，情绪波动，小腹部凉，头晕，乏力。舌淡，苔薄白，脉沉细涩。舌下络脉迂曲，辩证为肝郁气滞，寒邪遇阻型。方药：给予上药8付。二诊：乏力症状较前期有改善，下腹部凉表现也有缓解。情绪变得稳定。但受凉后，仍有恶心，呕吐表现，舌暗，苔薄白，脉沉。在原方基础上，加入炮姜20g，木香25g以温中理气。三诊，患者痛经表现较上次月经减轻，恶心，呕吐表现也有很大改善，患者治疗对症有效，效不更方，6付药后，患者症状基本消失。

【解读欣赏】痛经是最常见的妇科症状之一，指行经前后或月经期出现下腹部疼痛，坠胀，伴有腰酸或其他不适，症状严重者可影响生活质量，痛经分为原发性痛经及继发性痛经。原发性痛经指生殖器无器质性病变的痛经。继发性痛经指由盆腔器质性疾病。西医治疗本病主要以调整心理、生活规律及习惯、对症治疗为主。治疗效果有限，中医则以气血、阴阳入手，可以发挥优势。《黄帝内经》："不通则痛，不荣则痛。女子以肝为先天，以血为本。"《灵枢》有云"中焦受气取汁，变化而赤，谓之血。"故治疗本病初起以气滞血瘀为主，日久则瘀久则伤及气血。故在治疗本病当在经期以治标为主，缓时当以健脾，补养气血为主的治疗原则。刘大同教授在治疗痛经时，兼顾标本的原则，重视理气养阴，活血通经。达到标本兼治目的。在用药方面应用泽兰25g，川芎20g，五灵脂15g，生蒲黄15g以活血化瘀，达到治标。气行则血行，气滞则血凝。应用元胡20g，香附15g以疏肝理气。血瘀伤阳，血虚则阳无所依，故给予乌药20g，小茴香10g补阳，达到助血行之目的。白芍50g、当归20g以养阴。本病的产生以生活习惯为主，或者起居失宜，受凉饮冷，或者是饥饱不定，伤及脾胃。或者多静少动，气滞血瘀。故在应用中药调整同时，加强生活、起居的规律性，达到起居有时，饮食有节，不妄做劳，与天地相合，可保此病不再复发。

编辑整理：赵云鹏

开郁散结汤

【组成】夏枯草25g，柴胡15g，猫爪草20g，三棱15g，莪术20g，元胡20g，川楝子30g，昆布10g，清半夏15g，胆南星15g，浙贝15g，牡蛎30g，玄参25g

【功效】活血理气化痰，疏肝散结。

【适应症】乳腺增生

【刘氏临床心得】曾治疗王某某，女，35岁。患者因乳房内有包块，触痛阳性，影响日常生活，在当地医院查乳腺彩超，明确诊断为乳腺增生。当地医院明确建议手术治疗，患者心烦、胸闷、情绪波动大、语声高亢、舌红，舌苔薄黄，脉弦，舌下络脉迂曲。辩证为肝郁气滞，血瘀型。方药如上，给患者开了8付药物。二诊：患者乳腺部位疼痛有改善，但情绪波动仍较明显。故在原方基础上加入元胡20g，当归20g，白芍30g，以养肝血。服10剂。三诊：患者肝郁气滞有较大改善，乳腺疼痛表现较一诊有很大好转。

【解读赏析】乳腺增生是乳腺正常发育和退化过程失常导致的一种良性乳腺疾病，多发于30～50岁。其病因主要内分泌失调有关。西医主要以心理疏导、药物干预内分泌，严重的手术治疗。但用药时间长，患者痛苦。中医以活血化瘀为主，疏肝理气角度溯本求源。提高疗效。《黄帝内经》有云：足阳明胃经行贯乳中，足厥阴肝经上膈布胸胁绕乳头而行，足少阴肾经上贯胸膈与乳联。任脉起于胞中，循腹里，上关元至胸中，冲脉夹脐上行，至胸中而散。故有男子乳头属肝，乳房属肾，女子乳头属于肝，乳房属于胃，所以乳房疾病与肝、胃、肾经及冲仍有很大关系。刘大同教授本着以上治疗根源，用活血化瘀治标。疏肝理气，和胃养肾为本，重视辩证。故选用夏枯草祛除癥瘕，是治疗本方的主药，猫爪草通肝经、肺经，主要作用为化痰散结，解毒消肿。昆布、清半夏、胆南星、浙贝均有化痰，消痞散结为治疗气瘀痰浊。气行则血行，气滞则血凝。故三棱、莪术为活血化瘀，通经活络。柴胡、元胡、川楝子为疏肝理气要药。肝肾同源，肝瘀气滞，则应用牡蛎、玄参补肾养阴。本病的治疗要点，疏肝补肾为君，养血补气为相，活血化瘀，化痰散结为将，但本病的治疗根本不仅仅在于祛除有形之病，更要嘱患者调整无形之肝气，才可使本病的治疗更加合理。

编辑整理：赵云鹏

暖宫种子汤

【组成】菟丝子30g，巴戟20g，故纸25g，小茴香10g，元胡20g，五灵脂15g，没药10g，当归15g，川芎15g，生蒲黄15g，肉桂10g。

【功效】补肾扶阳，活血温肾。

【适应症】女子不孕

【刘氏临症心得】患者崔某某，女37岁，该患者结婚10余年，未应用避孕方法，未能怀孕。先后做过多次输卵管等检查，排除器质性疾病的可能。排除男性伴侣病变的可能。多方求治仍未能怀孕，为进一步治疗来刘教授处就医，当时症见，畏寒体冷，经期腹痛，腰膝酸冷。舌苔淡，脉沉。方药：给予上方8付，二诊：患者畏寒体冷表现有一定改善，但经期腹痛表现仍有，腰酸腿软表现仍见，舌淡，苔白，脉沉细。故在原方基础上，加入川断25g，桑寄生30g，山萸肉20g，以增加补肾力度，按照此方应用2月余，患者经期腹痛基本消失，畏寒表现有很大改善，患者月经未来，查试纸呈早孕。

【解读赏析】女子不孕，作为现今社会较为常见病症，首要病因诊断：排卵障碍，精液异常、输卵管异常、不明原因的不孕，子宫内膜异位症和免疫学不孕，长期服用避孕药物，卵子或者精子质量欠佳，西医主要对症治疗为主，往往可以起到一定作用，但仍有相当一部分患者疗效欠佳。《内经》有云："女子二七天癸至，冲、任、督脉皆起于胞中，同出于会阴，冲为血海，任主胞胎。"《医宗金鉴》有云，"天癸乃父母所赋，先天生身之真气也。经血水谷所化，后天成形之本也。女子二七，先天肾气实，天癸至，与后天精血，阴阳会和而盛，然女子属阴，阴应月，故血盛而月下也，所以至期男女，乃能有子。"故在中医中女子不孕与先天精气，后天水谷，有很大关系，水谷精气不足，则会出现因虚致瘀的表现，脾胃为后天之本，气血生化之源，气不足则易出现阳气亏虚。故在治疗上，以补肾填精，补阳温肾，健脾补气。刘大同教授在治疗本病之时，紧扣上述治疗方略，补气养血，补肾升阳治疗原则。重视患者补肾，活血而不滞，达到标本兼治的目的。刘老在组方用药方面用药精当，突出重点。应用大量的菟丝子、故纸补肾，以达到补肾通天癸目的。为本方君药。应用当归、小茴香、肉桂、巴戟为升阳补血补气药物，以助君药补肾。用补药同时，预防出现气机瘀滞。故给予元胡、五灵脂、没药、川芎、生蒲黄。在补药中给予适当活血，理气药物，以达补而不滞，同时避免因虚致瘀的问题。本方既可解决肾气、阳气不足的问题，又可补足气血。

编辑整理：赵云鹏

癌症病案

乳腺癌方

【组成】半夏15g，陈皮15g，茯苓40g，枳实20g，郁金20g，香附15g，元胡20g，川楝子30g，白花蛇舌草40g，半枝莲20g，山慈菇15g。

【功效】活血理气，化痰软坚，解毒抗癌。

【适应症】乳腺癌

【刘氏临证心得】曾治王某某，女，75岁。该患于2001年发现左乳肿物，经穿刺活检，病理诊断为"乳腺癌"，给予根治术，术后给予放疗及化疗6疗程，此后行内分泌治疗5年。2017年于复查时发现双肺转移，未系统诊治。近1月，患者出现咳嗽咯痰，痰多、色白、黏稠不易咯出，胁痛，周身乏力，食欲不振，舌质紫暗，白腻苔，舌下络脉迂曲，脉弦滑。结合患者刻下症及舌脉表现，辩证为痰浊气滞，脉络瘀阻。治以化痰理气，解毒抗癌。给予上方7剂。二诊：咳嗽咯痰明显好转，仍有周身乏力，舌紫暗，薄白苔，脉沉细，遂加黄芪40g、党参30g以健脾益气，服药10剂。三诊：患者偶有咳嗽咯痰，舌紫暗，薄白苔，舌下络脉迂曲，脉沉细，故在一诊方剂中加入三棱10g，莪术15g以破血逐瘀，并按此方剂治疗1个月，复查肺部CT见所有转移病灶均明显缩小。

【解读赏析】乳腺癌为常见恶性肿瘤，是威胁女性健康的一大杀手，我国乳腺癌发病率较高，早期及中期乳腺癌多以西医手术治疗及放化疗为主，但当肿瘤进入晚期，西医治疗往往收效甚微，且随着身体条件下降，接受进一步西医治疗存在困难，而中医治疗可以发挥优势。本病多发于围绝经期及绝经后妇女，《黄帝内经》中云"女子七七，任脉虚，太冲脉衰少，天癸竭"、"年四十而阴气自半"，四十以后，人体阴精与阳气均明显减少，加之女子天癸将竭，一则情绪低落，肝气郁结，二则肾阴及肾阳亏虚，身体正气不足，邪毒易于侵犯，气滞血瘀，肾阳亏虚则寒从中生，寒则水液停聚成痰，痰浊交凝，结滞乳中，而发乳癌，晚期则患者气血亏虚，阴极阳衰，乃至脏腑俱衰。故治疗应以疏肝、化痰、解毒，晚期患者还应考虑兼顾扶正。刘大同教授在治疗乳腺癌时，紧扣以上治疗原则，重视解毒及化痰，刘老认为，癌症乃为邪毒内蕴，郁久化热，气滞血瘀加之痰浊交阻所致，故常选用白花蛇舌草、半枝莲、山慈菇来清热解毒；半夏、茯苓以健脾化痰；香附、枳实、郁金以行气活血。血瘀明显者，可加三棱、莪术；气阴两虚者可加党参、寸冬、沙参；胃热者可加石膏、知母、黄连、沙参。另外，因乳腺为肝经循经部位，且乳腺癌发病及预后与情志关系密切，清代吴谦强指出："若患者果能清心涤虑，静养调理，庶可施治"，说明调控情志在本病的治疗中起到重要作用。

编辑整理：赵兵

胃癌术后胃胀方

【组成】苍术15g，厚朴20g，草豆蔻15g，生甘草25g，白芍30g，半枝莲20g，榔片20g，木香15g，柴胡15g。

【功效】疏肝行气，化湿和中。

【适应症】胃癌术后胃胀痛

【刘氏临证心得】王某某，女，81岁。该患于2004年因胃癌于吉林大学第一医院行手术治疗，术中情况不详，术后病理：浸润性低分化腺癌，内有印戒细胞癌，侵及全层，切缘未见癌累及，脉管内未见癌栓，神经未见侵犯，小弯淋巴结（0/14）未见癌转移。术后行化疗六个周期，此后定期复查，未见肿瘤转移及复发。近一个月，患者腹胀，头晕，畏寒，偶有咳嗽，白痰，纳差，睡眠差，小便正常，大便粘腻，舌暗红，白厚苔，左脉沉细，右脉滑。四诊和参，辩证为肝郁脾虚，水湿内停。治以疏肝行气，化湿和中。服上方10付，患者诸症明显好转。

【解读赏析】胃癌属于中医的"胃脘痛""伏梁"等范畴，关于胃癌的病因病机，中医认为多由长期的饮食不节、情志忧郁，渐至痰火胶结，或脾胃虚寒，或津液干枯、气滞血瘀而成。"《黄帝内经》中关于水液代谢的论述："饮入于胃，游溢经气，上输于脾，脾气散精，上归于肺，通调水道，下输膀胱，水精四布，五经并行。"朱丹溪《局方发挥》；"气自成积，自积成痰"。痰是津液的变异和转化，是疾病过程中产生的病理产物。如《仁斋直指方》："夫痰者，津液之异名。"因而，任何与津液相关的疾病和病因都有可能导致痰的产生。癌的中医病因病机较为复杂，多数的医家认为癌为有形之邪，多为痰阻、气滞、血瘀、热毒等相互蕴结而成，其中痰浊内阻是肿块最终形成的病机关键。刘大同老师谨守病机，对于胃癌，治以化湿行气和中，故方中君以健脾利湿之苍术、草豆蔻；湿阻则气滞，故臣以厚朴、木香、槟榔；佐以柴胡、白芍，一则平肝阳以助脾土之运化，另一方面，柴胡、白芍搭配以养肝血，滋肝阴，使以甘草，调和诸药。其中给予半枝莲的目的在于：现代药理学研究表明，其具有较强抗肿瘤作用，故全方合用，共奏疏肝行气，化湿和中之效。随症加减：若胃痛明显，加炮姜15g、砂仁15g、莱菔子20g；便秘可加大黄15g、郁李仁15g、枳实25g；若胃阴不足加寸冬25g、五味子10g、玄参25g。胃癌病情复杂，临床症状多变，故临床还需谨慎辩证，随证治之。

编辑整理：赵兵

食道癌方

【组成】山豆根15g，山慈菇15g，猫爪草25g，白花蛇舌草40g，半夏15g，苍术15g，厚朴20g，大黄15g，郁李仁20g，半枝莲20g，草豆蔻15g，枳实20g。

【功效】清热解毒，化痰散结。

【适应症】食道癌

【刘氏临证心得】邢某某，男，62岁。该患于2年前因进食哽噎，就诊于吉林大学第一医院，经胃镜检查，诊断为食道中段肿瘤，遂行手术治疗。术后病理回报：食道中分化鳞癌。临床分期为T3N0M0，术后未行其他治疗，定期复查。6个月前，患者再次出现进食哽噎，遂复查食道CT，提示肿瘤复发，遂于吉林大学第二医院行放疗治疗，具体剂量不详，疗效PR。近2周患者胃胀痛，纳差，呃逆，乏力，便秘，偶有心烦，睡眠欠佳，小便正常，舌暗，白腻苔，脉沉。四诊合参，辩证为痰热互结。治以清热解毒，化痰散结。给予上方7剂。二诊：诸症好转，轻度反酸，舌紫暗，薄白苔，脉沉细，遂加吴茱萸3g，黄连10g以疏肝和胃。服药7剂，反酸消失。

【解读赏析】食道癌，中医称之为"噎膈"、"翻胃"等。《医宗金鉴·杂病心法要诀》噎膈翻胃总括：三阳热结伤津液，干枯贲幽魄不通，贲门不纳为噎膈，幽门不放翻胃成。二证留连传导隘，魄门应自涩于行，胸痛便硬如羊屎，吐沫呕血命难生。三阳热结，谓胃、小肠、大肠三腑热结不散，灼伤津液也。胃之上口为贲门，小肠之上口为幽门，大肠之下口为魄门，三腑津液既伤，三门自然干枯，而水谷出入知道不得流通矣。贲门干枯，则纳入水谷之道路狭隘，故食不能下，为噎塞也。幽门干枯，则放出腐化之道路狭隘，故食入反出为翻胃也。二证留连日久，则大肠传导之路狭隘，故魄门自应燥涩难行也。胸痛如刺，胃脘伤也。便如羊屎，津液枯也。吐沫呕血，血液不行，皆死证也。刘大同老师认为食道癌的发病原因为三阳热结，热邪伤津，津液干枯而致贲门及幽门不通，故吞咽哽噎，食入即出，"治病必求于本"，故全方以山豆根、白花蛇舌草，共奏清热解毒、化痰散结之功效；臣药可分为三组，一组为猫爪草和山慈菇，辅助君药以化痰散结；另一组为半夏、苍术、草豆蔻以健脾化湿。本病贲门或幽门不通，传导失司，胃气难降，则脾气难升，脾气不升，则聚湿生痰，故臣以健脾化湿之药；噎膈日久，魄门自涩于行，粪便入羊屎，故第三组臣药为大黄及郁李仁润肠通便。本方以枳实、厚朴作为佐药，一方面行气以助化湿，一方面行气以推动大便下行；另从西药药理角度出发，佐以半枝莲以抗肿瘤。临床中，食道癌恶性程度较高，化疗效果不理想，放疗效果可，但因食道壁较脆弱，反复放疗可导致食道穿孔，则增加痛苦，中医治疗，辩证准确，把握病机，可以为患者减轻痛苦，延缓病情进展，延长生存，提高生活质量。

编辑整理：赵兵

心悸痰火扰心方

【组成】柴胡15g，郁金20g，石菖蒲15g，苍术15g，清半夏15g，枳实25g，瓜蒌20g，厚朴20g，丹参30g。

【适应症】心悸之痰火扰心症。

【刘氏临证心得】翟某某，男，61岁。患者于2018年7月中下旬，无明显诱因出现心悸伴有乏力，每于发作时口服丹参滴丸，约3～5分钟可缓解。近三日，左肩背部疼痛，酸痛，一天前行心电图检查，结果提示：窦性心律62次／分，QRS额面电轴左偏，I度房室传导阻滞，ST-T改变，遂来就诊。现症：心悸，左肩背部酸痛，背部发凉，时有心烦，口苦、纳差、睡眠差，小便尚可，大便粘腻，舌质紫暗，黄苔，脉沉细。综合以上症、舌、脉表现，辩证为水湿内停，痰火扰心，治以清热化痰。给予上方7剂。二诊：心悸明显好转，心烦口苦减轻，食欲及睡眠改善，仍左肩背部酸痛，背部发凉，小便尚可，大便粘腻，舌质紫暗，苔黄，脉沉细。患者诸症好转，仍有背部发凉，于原方中加入干姜10g，服药10剂，略感心悸，心烦口苦消失，左肩部酸痛明显好转，饮食、睡眠及二便可，舌质暗，薄白苔。继服10剂。三诊：患者诸症好转，效不更方，服药7剂，诸症皆除。

【解毒赏析】仲景曰：心悸者，水惧火也，惟肾欺心，故为悸。伤寒饮水多，必心下悸。又曰：食少饮多，水停心下，甚者则悸，微者短气。《三因》曰：五饮停蓄，闭于中脘，使人惊悸，属饮家。《纲目》曰：水饮为证，必头眩心悸。《伤寒六书》云：心悸者，筑筑然动，怔忡不能自安者是也。其证有二，一者气虚，一者停饮。其停饮者，由饮水过多，停留心下，心火畏水，不能自安而为悸也。治法必先分水、气，虽有余邪，亦需治悸，免使水气散走而成他证也。伤寒二、三日，心中悸而烦，小建中汤。经云：先烦而悸者，此为热；先悸而烦，此为虚，故宜建中汤。太阳病，小便利者，以饮水多，故心下悸，茯苓桂枝白术甘草汤；小便少者，必里急，猪苓汤；阳明病，壮热往来，心下悸，小便不利，心烦喜呕，小柴胡汤；太阳病，发汗过多，其人叉手自冒，心下悸欲得按者，桂枝甘草汤；太阳病，发汗不解，仍发热，心下悸，头眩，肌肉瞤动，阵阵欲擗地，真武汤；少阳病，耳聋目赤，胸满而烦，妄加汗下，则悸二惊，与小建中汤；有热者，小柴胡汤，少阴病，四逆，其人或悸，四逆散加桂枝；心下有水气，厥而悸，当先治水，茯苓甘草汤。不然，水入胃中，必不利也。历代医家认为水饮为导致心悸的一个主要原因，水饮内停，可产生阳虚、气滞、血瘀、湿热等多种病理变化，而这些病理变化，包括水饮本身都可以导致心悸的发生，本方针对水饮内停，湿热内生，热扰心神的这一证型，有针对性的潜方用药，疗效确切。方中以苍术、瓜蒌为君药健脾化痰，活血通脉；臣药为半夏、枳实、厚朴、郁金、丹参，其中以半夏、枳实、厚朴行气化痰；以丹参、郁金活血化瘀，佐以石菖蒲以行气开窍，柴胡以疏肝行气。心悸为临床中最为常见的症状，可为心的阴阳平衡失调所致，也可继发于其他各脏腑疾病，治疗中还要仔细辩证，有是症用是药，随症加减。

编辑整理：赵兵

汗证病案

温胆汤加减治疗盗汗方

【组成】清半夏15g，陈皮15g，茯苓40g，枳实20g，竹茹20g，石菖蒲15g，胆南星15g，炒枣仁40g，浮小麦30g，麻黄根20g。

【功用】理气化痰，和胃利胆。

【适应症】胆怯心惊、头眩心悸、心烦不眠、夜多易梦、呕恶呃逆、眩晕、癫痫、苔白腻、脉弦滑等。临床上主要用于治疗神经官能症（包括汗证）、急慢性胃炎、消化性溃疡、慢性支气管炎、美尼尔氏综合征、更年期综合征（包括异常汗出）以及癫痫等。

【刘氏临证心得】曾治王某，女，53岁。初诊以盗汗为主诉。患者夜不能寐，醒来汗出，湿透衣衫。伴胁肋胀痛、心烦易怒。舌质淡胖，苔白腻，脉弦滑。初诊以主方为基础，加入元胡20g，川楝子30g共15付以泻肝气止痛，乌药20g温煦下元。患者处于更年期，怪证百出。二诊患者盗汗减轻，出现咽痛咳嗽，去上三味，基本方加入牛蒡子20g，生甘草25g，桔梗25g共15付以清咽泻火，盗汗等症状明显改善。可见刘氏治疗汗证思路与常见的不同。

【解读赏析】刘氏在临床上喜用温胆汤加减治疗疑难杂病。他崇尚"怪病多由痰作祟"这个理论。痰既是病理产物，也是致病因素。而治疗痰证的最基本方剂是二陈汤。本方是由半夏、云苓、老橘红、甘草四味药组成。治疗湿痰。以咳嗽痰多色白，苔白润，脉滑为辨证依据。二陈汤加竹茹、枳实名为"温胆汤"治疗胆虚痰热上扰。以虚烦不寐、惊悸呕恶为辨证依据。"温胆汤"是《备急千金要方》的一张名方，主治"大病后虚烦不得眠"，宋代陈无择所著《三阴极一病证方论》中又加上茯苓、大枣二味，现临床因大枣易令中满而不用。由于肝胆之气具有生、升的特点，以舒畅条达为平，古人将肝胆之气此类如春气之温和，温则胆气乃能条达。如果痰热邪气客于肝胆，则肝胆失其温和则发病。欲复其性，必先去其痰热，痰热去则胆气自和而温，故名"温胆汤"。二陈汤加南星枳实，名"导痰汤"治疗痰厥。以猝然昏厥，喉中有痰声，舌苔白腻，脉象沉滑为辨证依据。这个盗汗方以温胆汤为基本方，也包含导痰汤药味。而石菖蒲、胆南星又是涤痰开窍的对药。浮小麦麻黄根也是止虚汗的对药。整个方中以主方为基本，刘氏用药量较大常使疾病迅速好转，有大将风范。炒枣仁量用至40克，滋肝血治虚烦不眠，也防止菖蒲胆星过于燥烈，使阳能入阴，阴阳调和盗汗自止。治法思路别具一格。

阴虚盗汗方

【组成】知母25g，黄柏15g，山萸肉25g，龙骨50g，牡蛎50g、茵陈20g，蛇床子20g，地骨皮30g，青蒿30g，浮小麦30g，麻黄根15g，苦参15g。

【功用】滋阴清热，滋肾敛汗。

【适应症】适用于肾阴虚有热引起的盗汗、腰酸、夜寐多梦等证候。现代医学的植物神经功能紊乱、失眠、更年期综合征等。

【刘氏临证心得】曾治马某，男，28岁。初诊以盗汗为主诉。患者平素习惯熬夜上网打游戏，生活起居失调，喜宅在家中，不愿外出活动。腰酸痛，尿频急，有时下身搔痒、阴囊潮湿。舌质红，尖赤，苔根部略黄。双尺脉细弱。初诊刘氏以滋肾阴清热为大法，基本方为主，15付后腰痛下身瘙痒症状减轻，唯觉怕风易感冒，夜间盗汗仍有，汗后醒来自觉乏力，面色黄白。二诊于基本方中加入玉屏风散：黄芪30g，白术25g，防风15g以顾护卫阳之气，并嘱其适当外出活动，晒太阳得日光之阳，不要总宅在家中熬夜上网打游戏。又服15付后症状基本痊愈。嘱其继续保持良好生活习惯，饮食少食辛辣善后。随访一年未犯。

【解读赏析】经云："阳加于阴，谓之汗。"又云："汗者，心之液。肾主五液。"故凡汗证，未有不由心肾虚而得之者。《临证指南》总结："如气虚表弱，自汗不止者，仲景有黄芪建中汤，先贤有玉屏风散；如阴虚有火，盗汗发热者，先贤有当归六黄汤、柏子仁丸；如劳伤心神，气热汗泄者，先贤用生脉四君子汤；如营卫虚而汗出者，宗仲景黄芪建中汤及辛甘化风法；如卫阳虚而汗出者，用玉屏风散、芪附汤、真武汤及甘麦大枣汤镇阳理阴法。"而刘氏治汗证则另辟蹊径，本方为刘氏自创方。方中多有数组对药组成，知母25g，黄柏15g滋肾阴清相火，间接止汗。龙骨50g、牡蛎50g安神敛汗，地骨皮30g、青蒿30g清虚热使营阴归内，浮小麦30g、麻黄根15g敛肺固表止虚汗。从不同角度切入，共奏止汗之功。

手足汗及自汗方

【组成】黄芪50g，白术25g，炒枣仁40g，合欢花25g，浮小麦30g，麻黄根20g，知母25g，黄柏15g。

【**功用**】固表疏肝，滋肾敛汗。

【**适应症**】手足汗出及自汗者。症见动则汗出，肝肾阴虚，夜寐欠佳，郁郁寡欢者。

【**刘氏临证心得**】曾治两名患者，一名马某，女，18岁。初诊以手足汗出为主诉。患者为在校准备高考的学生。平素胆小喜静，内向，情绪易受成绩波动。不自主手足汗出，十分烦恼。找刘氏诊治。刘氏考虑到高三学生学习任务重，压力大，睡眠不足。以基本方为主，加入五倍子15g敛汗固涩，石膏30g清内里阳明之热。仅15付患者症状消失。疗效迅捷；另一名杨某，女，44岁。初诊主诉自汗，动则尤甚。腰酸少寐，情绪烦躁。刘氏在基本方中加入山萸肉20g滋肾阴敛汗，龙骨50g、牡蛎50g重镇安神敛汗。同样15付收功。

【**解读赏析**】这两种汗证，出汗部位不同，但病机相似，所以异病同治。第一位患者为在校学生，年轻但因功课劳累，被动性睡眠不足，加之性格内向，郁郁寡欢，故在固表疏肝，滋肾敛汗的基础上加入清阳明胃火的石膏，因为脾主肌肉四肢，手足汗出内泻阳明，再以五倍子固涩收功。第二位患者年过四十，肝肾阴虚日久则睡眠欠佳，接近围更年期。故在基本方基础上加入山萸肉增强滋肾敛汗功效。再加入龙骨牡蛎对药重镇安神敛汗，效果较好。刘氏喜用山萸肉，这一点受近代张锡纯的《医学衷中参西录》影响，张锡纯认为："山萸肉，味酸性温。大能收敛元气，振作精神，固涩滑脱。因得木气最浓，收涩之中兼具调畅之性，故又通利九窍，流通血脉，治肝虚自汗。肝虚胁痛腰痛，肝虚内风萌动，且敛正气而不敛邪气，与其他酸敛之药不同，其救脱之力远胜人参。"对于石膏的应用也受此启发。张锡纯认为："石膏，凉而能散，有透表解肌之力。外感有实热者，放胆用之，直胜金丹。"在这两例患者的治疗上可见一斑。

编辑整理：韩鸿雁

杂病病案

梅核气方

【组成】清半夏15g，柴胡15g，厚朴20g，茯苓30g，石菖蒲15g，胆南星15g，苏子15g，桔梗15g，牛蒡子20g，玄参25g，生甘草20g，乌梅5克。

【功用】降气化痰，消郁散结。

【适应症】梅核气

【刘氏临证心得】曾治张某，女，43岁，2016年2月26日初诊。自述心烦易怒，咽中如有异物3个月，症见咽部如噎异物，咳吐不出，咽之不下，每于生气时尤为明显，两胁胀痛，胸闷痛，干咳少痰，纳少，无吞咽困难，晨起口苦咽干，目赤干涩，夜眠差，噩梦连连，月经延期，痛经，大便干，尿赤尿频。舌质暗，舌下络脉瘀紫，脉弦。中医诊断：梅核气，肝郁痰阻型。治法：疏肝解郁，清热涤痰。处方如上，药用1周，嘱避免情绪波动。再诊异物感减轻，痛经明显，两乳胀痛，瘀血难下，小腹冷痛，上方加桃仁10g，肉桂5g。继服1周诸症消失。

【解读赏析】方名为编选者代为暂拟。梅核气，中医病症名，指因情志不遂，肝气瘀滞，痰气互结，停聚于咽所致，以咽中似有梅核阻塞、咯之不出、咽之不下、时发时止为主要表现的疾病。临床以咽喉中有异常感觉，但不影响进食为特征。中医肝病、中医咽喉疾病、中医精神疾病时均可见此病。

现代医学称为咽异感症，又常被诊为咽部神经官能症，或称咽癔症、癔球。该病多发于青中年人，以女性居多。

《金匮要略.妇人杂病脉证并治》所载述"咽中如有炙脔"，当属此病。《赤水玄珠·咽喉门》："梅核气者，喉中介介如梗状。"《古今医鉴·梅核气》："梅核气者，窒碍于咽喉之间，咯之不出，咽之不下，核之状者是也。始因喜怒太过，积热蕴隆，乃成厉痰郁结，致斯疾耳。"因情志郁结，痰气凝滞所致。治宜理气解郁化痰，用半夏厚朴汤、加味四七汤、噙化丸等方。本证见于慢性咽喉炎、神经官能症等疾患。

梅核气主要因情志不畅，肝气郁结，循经上逆，结于咽喉或乘脾犯胃，运化失司，津液不得输布，凝结成痰，痰气结于咽喉引起。"梅核气"一名首见于宋代《南阳活人书》，有关病证记载最早却见于战国晚期的《灵枢·邪气脏腑病形篇》，其曰："心脉大甚为喉喑"，即言喉间有物。汉代《金匮要略》描述了妇人"咽中如有炙脔"的症状及治疗。

诊断要点

1. 以咽内异物感为主要症状，但不碍饮食。症状的轻重与情志的变化有关。

2. 检查咽喉各部所见均属正常，无任何有关的阳性体征。

3. 该病需与虚火喉痹，咽喉及食道肿物相鉴别。虚火喉痹觉有异物刺痛感，并觉咽喉干燥，常有发出"吭喀"声音的动作，症状与情志变化关系不大；检查时可见咽喉黏膜呈微暗红色，喉底有淋巴滤泡增生。咽喉及食道肿瘤，吞咽困难，有碍饮食，肉眼检查或X光钡剂透视可发现肿瘤。

梅核气病在痰与气。刘教授以涤痰汤加减收效。方中半夏、南星利气燥湿祛痰，菖蒲开窍通心，茯苓渗湿利水又补益心脾之气，厚朴宽中导滞，共强健脾胃，使生痰无缘。柴胡疏肝理气，升阳举陷，桔梗宣肺祛痰，苏子降气祛痰，一升一降。牛蒡子、玄参解毒利咽，共为引经药。生甘草补气健脾，调和诸药、生甘草更有清热解毒功效。少佐乌梅取其生津止渴，以防化痰之品日久生燥。

刘教授十分重视本病心理治疗：患者要学会调节自己的心情，保持心情的愉悦同时要少吃煎炸辛辣食物；加强体育锻炼，增强体质，提高抵抗力。

编辑整理：李东辉

益肾泄浊汤（慢性肾炎）

【组成】黄芪30～50g，防己10～20g，白茅根20～30g，土茯苓40～50g，坤草10～30g，白术10～30g。

【功用】益气健脾，泄浊利水。

【适应症】慢性肾炎。症见眼睑浮肿，或双下肢浮肿，身重，疲乏气短，汗出，恶风，腰酸，舌淡，苔白或微黄，脉沉无力者。

【刘氏临证心得】慢性肾炎多由急性肾炎迁延不愈所致，外邪侵袭、肾脏虚损导致肺、脾、肾功能失调，肺为水之上源、通调水道，脾主运化水湿，肾主水，迁延不愈，肾之阴阳两虚，肾气虚日久可致卫气亏虚，肾阳虚不能化气则聚水，上下溢于皮肤，发为水肿，水液阻滞脉道，经脉不利可致郁热、瘀血、湿浊产生，故常见浮肿、尿少、疲乏气短、血尿、蛋白尿等症，故其治疗应不忘补气、利水、清热、泄浊、化瘀等治法，再结合不同体质进行辨证论治。刘老师经过多年临床实践，本基础方是治疗慢性肾炎水肿的有效方剂，再根据其兼夹证酌情加减，收效明显。

　　加减运用：血尿重者，可选用二蓟20～30g，瞿麦10～30g，萹蓄10～25g，血余炭10～15g，棕榈炭10～15g，地榆炭10～20g，萆薢10～25g，三七3～10g。蛋白尿者，其病机多为脾失健运，清浊不分；或肾虚不能固摄精微，精微下流所致，在常规辨证基础上可加黄芪20～30g，地龙10g（黄芪配地龙为国医大师朱良春治疗蛋白尿之常用对药），金樱子10～30g，芡实10g。水肿严重者，可合五苓散、五皮饮加减，如泽泻20～30g，猪苓20～30g，茯苓20～40g，桂枝10g，大腹皮10g，茯苓皮10～20g，生姜皮10～20g，桑白皮10～20g。瘀血明显者，见面色晦暗，肌肤甲错，腰痛、舌暗、或有瘀斑，脉涩者，可酌情加用三七3～10g，茜草10～20g，丹参10～20g，泽兰10～20g。脾虚明显者，乏力、纳少、腹胀、大便不成形、舌淡胖嫩、苔白润、脉多细弱。可加党参20～30g，山药10～25g，白术10g。阳虚明显者，畏寒肢冷、喜热饮、夜尿频多、阳痿滑精，妇人带下清稀，舌淡胖有齿痕，苔白或水滑，脉沉细无力。可加制附子5～15g，狗脊10～25g，川断20～25g，寄生20～30g。阴虚明显者，表现腰膝酸软、五心烦热、遗精、两颧潮红、眩晕、耳鸣等症，舌红少苔，脉多细数。可酌情选用：女贞子20～30g，旱莲草20～30g，枸杞子10～20g，熟地20～30g，生地20～30g，山萸肉20～30g，阿胶10g。风热表证者，可选双花20g，连翘20g，板蓝根20g。便秘、浊毒明显者，可酌情加大黄5～15g。

　　【解读赏析】慢性肾炎可发生于任何年龄，但以青、中年男性为主。起病方式和临床表现多样。多数起病隐袭、缓慢，以血尿、蛋白尿、高血压、水肿为其基本临床表现，可有不同程度肾功能减退，病情迁延、反复，渐进性发展为慢性肾衰竭。西医治疗原则肾炎早期应该针对其病理类型给予相应的治疗，抑制免疫介导炎症，抑制细胞增生，减轻肾脏硬化，并应以防止或延缓肾功能进行性恶化、改善或缓解临床症状以及防治并发症为主要目的。本病属中医学"水肿""虚劳"范畴，为正气不足，复感风寒外邪、禀赋不足等，引起肺、脾、肾三脏功能障碍，水液代谢紊乱而出现水肿，或精微外泄可见蛋白尿。刘师认为，肺脾肾亏虚、水湿泛溢是本病主要病机，期间间杂郁热、湿热、痰浊、瘀血、热毒等病理产物。本方主要治疗慢性肾炎导致的水肿，由防己黄芪汤加减而来。《金匮要略》："风湿，脉浮，身重，汗出恶风者，防己黄芪汤主之。"防己大苦辛寒，利湿行水，且味辛能散，兼可祛风；黄芪性温味甘，入脾肺经，益气固表、利尿消肿，防己善消肌肤之水湿，黄芪补气善于外达肌表，二者配伍，祛风利湿固表共为君药，臣以白术健脾燥湿，补土德于中，佐以土茯苓清热利湿泄浊、茅根清热凉血利水、久病必夹瘀，配坤草以化瘀利水，全方共奏益气健脾，泄浊利水之功，对慢性肾炎水肿有较好效果。

此外，对于慢性肾病患者，刘老师还建议在平时的调护中应注意以下几个方面：

1. 《黄帝内经》云："虚邪贼风，避之有时"本病为急性肾风迁延不愈发展而来，故应防止感冒，随季节变化添减衣物。

2. 对于水肿明显者可采用千金鲤鱼汤方食疗，方法：鲤鱼一条，放生姜、大枣适量，勿放盐，炖好之后喝汤吃肉。

3. 避免受寒，久居湿地、注意足部保暖。

4. 《黄帝内经》云："恬淡虚无"，应调畅情志，以免气机郁滞。

5. 肾之病变应节制房事，以养肾精。

6. 慢性肾炎患者要做适当的锻炼活动，例如：散步、太极拳等等，以助四肢之阳。

7. 肾炎易出现水肿，《千金方》谓："始终一切断盐。"以利水消肿，限制食盐摄入，每日3～4克即可。

编辑整理：刘俊峰

清肝散结汤

【组成】夏枯草30g，浙贝母20g，玄参15g，牡蛎20g，茯苓15g，清半夏10g，莪术10g，三棱10g。

【功效】化痰散结，清肝祛瘀

【适应症】甲状腺结节，及伴甲状腺肿大、淋巴结肿大。

【刘氏临证心得】张某，女，45岁，初诊时颈部发现结节3月余。平素性情急躁易怒，未经治疗。甲状腺左侧未扪及结节，右侧可扪及花生豆大结节，偶有痛经，舌偏暗，苔薄黄腻，脉弦数。甲状腺B超提示：甲状腺大小正常，内部见多个不均回声区，其中左叶最大直径约0.6cm×0.3cm，右叶最大直径约2.0cm×1.2cm，边界尚清。西医诊断：甲状腺结节；中医诊断：瘿病，证属肝郁气滞，痰瘀互结。治拟疏肝理气，化痰祛瘀。用药以主方清肝散结汤加减，原方加青皮、陈皮、柴胡以疏肝理气。具体用药如下：茯苓10g、半夏15g、夏枯草30g、浙贝母20g、玄参15g、牡蛎20g、莪术15g、三棱10g、青皮6g、陈皮6g、柴胡20g、甘草5g。15剂，水煎服，日2次。二诊：患者自诉精神较前好转，急躁易怒明显，心烦减轻，舌淡、苔薄白、脉弦涩。复查甲状腺B超提示：甲状腺内见多个不均回声区，其中左叶结节约0.4cm×0.2cm，右侧甲状腺结节有所缩小，约为1.5cm×0.7cm。边界尚清。效不更方，治法仍疏肝理气、健脾化痰、活血化瘀为主，原方减玄参10g，莪术10g，浙贝15g，加入白术15，干姜10g以健脾化痰，28剂。10月28日三诊：双侧甲状腺未触及明显结节，舌淡红、苔薄白，脉细缓。治以健脾化痰，疏肝理气，佐以化瘀。嘱其继服1个月以善后。

【解读赏析】中医学称甲状腺结节为"瘿瘤、瘿病"，是以颈前喉结两旁结块肿大为主要临床特征的一类疾病。甲状腺结节可以是单发，也可以是多发。李梴《医学入门》："原因七情劳欲，复被外邪，生痰聚癖，随气流注。"刘老师认为本病多为情志内伤，肝气郁结，经气不畅，津血失于正常输布，凝结成痰，痰气壅结于颈前；或为恣食膏粱厚味致使脾胃运化失常，痰湿中生，阻碍气血运行，气逆于上，痰气交阻于颈前，聚而成形，发为瘿瘤；或情志不畅，使肝郁气滞，木郁乘土，脾失健运，运化失司，津液输布失常，致痰湿内生，与气搏结，交阻于颈。该病病机特点为本虚标实，虚实夹杂。临证时在以脏腑辨证的基础上，应仔细辨别邪正阴阳盛衰、气血津液失常。以清肝化痰破瘀为基本治法，多用软坚散结、理气化痰以及活血化瘀、清肝之品。本方以"消瘰丸"加减而成，消瘰丸来源于《医学心悟》，由牡蛎、玄参、贝母组成。功能：清热化痰散结。本方加三棱、莪术以活血化瘀，加茯苓、半夏健脾化痰。夏枯草辛散郁结，能清肝火，明代缪希雍曰："夏枯草苦辛而性寒，无毒，为治瘰病之要药。"现代药理研究也表明，夏枯草有抗炎、免疫调节、抗氧化、抗肿瘤等作用。

刘老师在临床辨证常以颈部肿块质地作为重要依据：以气滞为主者，颈部肿胀时大时小，甲状腺质地较软；以痰凝为主者，结节质韧或稍硬，多无疼痛，活动度良好；以血瘀为主者，结节质硬，压之有痛感，活动度较差。如甲状腺结节合并甲亢者，夏枯草加大剂量、加郁金；淋巴结炎可加猫爪草，黄药子；肝郁明显者加香附、郁金；肾阳虚的加补骨脂、狗脊、杜仲，仙灵脾；肾阴虚的加熟地、山萸肉、女贞子。

此外，刘老师还建议在以下几个方面加强对甲状腺结节的预防工作：

1. 对女性，尤其更年期女性，工作长期处于紧张状态的"高危"人群，要调畅情志，气顺则畅，气郁则滞。

2. 合理膳食，减少碘的摄入量，但对于青春期、妊娠、哺乳期或寒冷、外伤及传染病等特殊情况时应除外；避免辛辣及油腻食物，多吃蔬菜水果，补充维生素和微量元素。

3. 适度锻炼身体，改变不良生活习惯，保障充足的睡眠，维持机体内环境的稳定。

4. 避免放射性、辐射性物质照射。

编辑整理：刘俊峰

温经通络汤

【组成】当归20g，黄芪60g，桂枝15g，赤芍20g，细辛6g，干姜20g，炙甘草10g，通草6g，吴茱萸10g，红花15g，鸡血藤30g，制附子6g（先煎）。

【功效】益气散寒，温经通脉。

【适应症】雷诺综合症及末梢循环障碍。

【刘氏临证心得】患者李某，男，50岁。初诊时：患者3年来双手受凉后苍白、紫绀、发红交替出现，伴双手麻木，发凉，夏季稍减，冬季加重。现双手指麻木疼痛、发凉，时有发白、发紫交替出现，畏寒明显，大便不成形，舌质暗红，苔薄腻，脉沉细无力。西医诊断：雷诺综合征；中医诊断：血痹，辨证为阳虚寒凝血瘀。法当温阳散寒、祛瘀通络，处方温经通络汤：生黄芪30g，当归20g，桂枝15g，赤芍15g，制附片（先煎）10g，鸡血藤30g、炙甘草10g，干姜20g，通草10g，吴茱萸6g，红花10g。10剂水煎服，日1剂。复诊，患者诉畏寒有所好转，仍畏寒、大便不成形，前方加制川乌（先煎）6g、炒白术20g、肉豆蔻10g温里散寒，健脾化湿。14剂，日1剂。三诊时患者诉双手紫绀、发凉明显好转，畏寒明显好转，大便正常，守方治疗2个月后，患者病情基本缓解。

【解读赏析】雷诺综合征系由血管和神经功能障碍引起的阵发性动脉痉挛性疾病，病因尚不完全清楚，冷刺激、情绪激动、精神紧张、内分泌失调等是主要的刺激因素，以阵发性肢端皮肤发白、发绀和发红，伴以疼痛和感觉异常为特征的一类疾病。多见于女性，年龄在20~40岁之间，多发于冬季，好发于手指。根据临床症状，中医称之为"脉痹""血痹""寒痹"等。刘老师认为多与阳虚寒凝、气滞血瘀关系密切。气滞血瘀是发生雷诺氏症和雷诺现象的病理基础。血液运行于脉道之中，循环不已，周流全身，才能濡养四肢百骸。血的运行需要气的推动和温煦作用，如明代虞抟《医学正传·气血》所说："血非气不运"。唐容川《血证论·瘀血篇》亦曰："瘀血在经络脏腑之间，则周身作痛，以其堵塞气之往来，故滞碍而痛，所谓痛则不通也"。气滞形成原因多与以下三种有关，①情志不畅，肝气郁结，而致气滞而血行不畅；②阴寒凝滞，气机阻滞，不能运血；③久病耗气，脏气虚弱，气虚、阳虚而不能帅血而行，血流迟缓而生瘀。肾阳为一身阳气之本，能温煦全身脏腑形体官窍，促进精血津液的化生和运行输布。心主血脉，心气推动血液运行，输送营养物质于全身脏腑形体官窍。寒性收引、凝滞，主痛，寒客血脉，则气血凝滞，血脉挛缩。如《素问·举痛论》曰"寒则气收"。"寒气客于脉外，则脉寒，脉寒则缩踡，缩踡则脉绌急，绌急则外引小络，故猝然而痛，得炅则痛立止；因重中于寒，则痛久矣"。寒凝脉络，四肢末端气血虚滞，脉道失于贯注温养，容易发为本病。当归四逆汤以养血通脉，温经散寒。方中的当归甘温，入肝经，补血和血，为温补肝经要药，加入黄芪以补气，气行则血行，两者共为君药。红花化瘀通络，制附子温阳散寒，去三焦寒邪，白芍养血和营，与桂枝相伍，加之炙甘草三味药，有桂枝汤之意，以调和营卫与气血，均为臣药。细辛辛温，外温经脉，内温脏腑，通达表里，以散寒邪为佐药。通草通经脉调和诸药，为使药。诸药合用，共奏益气散寒，温经通脉之功。

此外，刘老师建议在平时防护中应注意以下几点：

1. 避免精神紧张。精神高度紧张会引起微循环不良，血管收缩。

2. 保暖护理。对于雷诺综合征患者而言，应当尽量选择温暖的环境工作，远离潮湿、寒冷的环境，避免指趾损伤，同时也要预防其他机械造成的切伤与刺伤，因为这些轻微的操作也会导致指趾溃疡。在冬季注意保暖。

3. 严格戒烟。烟当中含有大量的尼古丁，其对于患者血管会产生收缩作用，进而导致雷诺综合征病情的加重。

编辑整理：刘俊峰

健脾化浊汤

【组成】茯苓20g，苍术20g，白术20g，陈皮10g，厚朴20g，姜半夏12g，山楂20g，红曲15g，姜黄10g，干姜15g，丹参20g，肉豆蔻5g，砂仁5g。

【功效】健脾化湿，理气通络。

【适应症】高脂血症、血液黏稠。

【刘氏临证心得】王某，男，36岁。初诊主诉：腹胀、乏力1个月。既往高脂血症1年，间断服用降脂药物，现症：腹胀、乏力、周身困重，爱打哈欠，肥胖，喜油腻，时有腹胀，大便不成形，日2~3次，小便黄，睡眠尚可。肝胆脾胰彩超回报：肝脏均匀性增大，肝脏回声明显增粗。超声诊断：脂肪肝。血脂：总胆固醇10.2mmol/L，甘油三酯3.4mmol/L。舌质淡、苔白腻，脉沉弱。中医诊断：

痞满。西医诊断：高脂血症、脂肪肝。中医辨证：痰湿中阻。处方以健脾化浊汤加减，原方加薏苡仁、泽泻以清湿热、利水湿。具体方药如下：茯苓20g，苍术20g，白术20g，陈皮10g，厚朴20g，姜半夏12g，山楂20g，红曲15g，姜黄10g，干姜15g，丹参20g，肉豆蔻5g，砂仁5g，薏苡仁30g，泽泻10g。14剂，同时嘱其清淡饮食，适当运动。服上药后腹胀基本消失，乏力、身体困重明显减轻，效不更方，前方续进2月，复查总胆固醇5.1mmol/L，甘油三酯1.6mmol/L。嘱患者控制饮食，适当活动，定期复查。

刘师按：患者素体肥胖，过食肥甘，损伤脾胃，导致脾健失司，水津不化，积聚生痰，痰浊中阻，浊阴不降，故腹胀，脾不运化，气血乏源故乏力、周身困重，方以平胃散、二陈汤加减，半夏、陈皮健脾燥湿化痰；白术、薏苡仁、茯苓健脾化湿，豆蔻、砂仁芳香和胃，丹参、姜黄活血化瘀通络，红曲、山楂健胃消食，全方共奏健脾化湿、理气活血之功。

【解读赏析】高脂血症是人体脂代谢异常导致的血清脂质和脂蛋白水平升高。历代中医文献无高血脂的概念，也无高血脂的病名，但对人体膏脂已有认识。许多中医学者认为该病属中医学"痰湿""血瘀""脂膏"范畴。《素问·通评虚实论》指出"肥贵人"乃"膏粱之疾"。《灵枢·血络论》又云："血气俱盛而阴气多者，其血滑，刺之则射，阳气蓄积，久留而不泻者，其血黑以浊，故不能射。"其中"其血黑以浊"与现代高脂血症、高黏度血症的概念非常相近。导致高脂血症的病因，刘大同教授认为多因饮食失当，脾胃受损，脾健失司，水谷不能化精微以营养全身，反而变生脂浊。刘老师认为本病本虚标实，实表现为痰和瘀，虚主要表现为脾肾阳虚。因此在临床治疗中，刘师辨治高脂血症常用祛痰化浊法，症见形体肥胖，身重乏力，头晕头重，胸闷脘痞，纳呆腹胀，舌淡苔厚腻，脉弦滑。方选平胃散、半夏厚朴汤加活血、消食、化湿之品。

加减：症见胸闷憋气，胸痛，痛处固定不移，舌质黯或紫黯有瘀点瘀斑，苔薄，脉弦或涩者，辨证为瘀血阻滞，加大丹参、姜黄剂量，或合失笑散加减。症见体倦乏力，精神萎靡，形寒肢冷，面色㿠白，腹胀纳呆，食欲不振，尿少浮肿，大便溏薄，舌质淡，苔薄白，脉沉细或迟者，辨证为肾阳不足，加黑顺片10g，肉桂10g，仙灵脾30g，补骨脂20g加减。症见性情急躁易怒，两胁胀满，口苦、口干，眼干目赤，舌红，苔少，脉弦者，辨证为肝郁气滞，加柴胡12g，郁金10g，龙胆草10g，木香10g加减。

此外，刘老师对于高脂血症的患者，建议平时应注意以下几点：

1. 合理膳食，三餐规律，控制总热量的摄入，可少食多餐。宜清淡饮食、低脂少油、少糖少盐，定时定量进餐。

2. 经常运动，防止肥胖，目前认为低强度、持续时间长的运动有慢跑、游泳，避免久坐不动。争取每周至少5天、每天30分钟以上的中等量运动。

编辑整理：刘俊峰

开郁解瘿汤

【组成】牡蛎50g，猫爪草25g，玄参25g，红花15g，桃仁15g，清半夏15g，陈皮15g，茯苓40g，莪术20g，海藻10g，三棱15g，黄药子15g。

【功用】祛痰化瘀，软坚散结。

【适应症】甲状腺结节

【刘氏临证心得】患者张某，女，45岁。2018年08月12日，该患者因发现甲状腺结节1个月余就诊。甲状腺彩超显示：甲状腺右叶多发性结节，最大者13mm×7mm×8mm，左叶单发性结节，未见明显血流异常。甲状腺功能检查的结果均无异常，体格检查：血压为115/80mmHg，心率为78次/分，律齐，心肺听诊无著征，肝脾肋下未触及，生理反射正常，病理反射未引出。该患者的临床表现为自觉颈部不适，情绪波动较大，易紧张，口渴，喜冷饮，眠差，小便黄，大便干、舌红、舌苔黄厚、脉滑数。诊断为瘿瘤。

辨治：痰瘀互结之患也。以祛痰化瘀，软坚散结为法。方用自拟开郁解瘿汤。每日1剂，分2次服，连服15剂。嘱患者在服药期间要调畅情志，适量运动。复诊自述颈部不适略有改善，但偶有胀痛，口渴、喜冷饮症状明显改善，小便调，大便干，舌红苔黄，脉数。故加入柴胡15g，郁金15g，元胡20g加大疏肝解郁之功。上方前法连服20剂复诊，自诉与治疗前相比颈部不适明显改善，目干，纳可，小便调，大便干，舌质红，舌苔薄白，脉弦数。因该患者目干与脉弦，故加入夏枯草25、山慈菇15，以加大清热泻火，消痛散结之功。该患者再服药20剂后来我院进行复查，经检测其肝肾功能指标和甲状腺功能指标均正常，进行甲状腺彩超检查的结果显示其右侧甲状腺叶内的结节消失，左侧甲状腺的叶内可见2mm×4mm×3mm的低回声结节、结节的形态规则且边界清楚、结节内未见明显的血流信号。嘱患者定期到门诊进行甲状腺彩超检查。

【解读赏析】瘿病之病因病机，多由饮食失宜，年老体虚，水土失调以及志不舒而导致气滞、血瘀、痰凝等病理因素壅结于颈前，导致颈前两侧或单侧结块。《外科正宗·瘿瘤论》有言："夫人生瘿瘤之症，非阴阳正气结肿，乃五脏瘀血、浊气、痰滞所成"。本病主要涉及肝脾肾等脏，虚实夹杂，本虚主要以气阴两虚为多，标实多为气滞、痰凝、血瘀等有形之实邪相聚。

《济生方·瘿瘤论治》中言："夫瘿瘤者，多由喜怒不节，忧思过度，而成斯疾焉。大抵人之气血，循环一身，常欲无滞留之患，调摄失宜，气滞血滞，为瘿为瘤"。治疗时宜疏通气机，散结消肿为主，兼以活血祛瘀、健脾化痰。牡蛎软坚散结，益阴潜阳；猫爪草解毒消肿，化痰散结；红花、桃仁活血化瘀通络；陈皮、清半夏健脾燥湿，兼理气化痰；茯苓健脾和胃；莪术、三棱、玄参破血行气、化痰散结、清热解毒；海藻作为少量含碘中药，也应用于治疗过程中，除了用于证实缺碘所致的甲状腺结节之外，亦可用于瘿病的软坚散结。

刘师治疗过程中采用软坚散结的方法，或消痰、或理气、或破血、或相互结合治疗颈部有形包块，针对颈部气滞痰凝血瘀等不同情况的结节有的放矢，疗效显著。并有"肝足厥阴之脉……上贯膈，布胁肋，循喉咙之后，上入颃颡……"，本病病位在颈部，正属肝经循行部位，疏肝理气散结亦十分重要。

编辑整理：刘奇峰

温阳举事方

【组成】附子10g，肉桂10g，仙茅25g，蜈蚣2条，丝子30g，巴戟20g，故纸25g，韭子20g，锁阳20g，沙苑子25g，牛膝20g。

【功用】温肾壮阳，活血通络。

【适应症】阳痿

【刘氏临证心得】李某某，男，38岁，企业家，于2013年5月17日初诊。病史：主诉有不洁性生活史，后多服滋补的药物而出现早泄，继续服药，继而出现阳事不举，遂来求助中药治疗。刻诊：阳痿五月余，面色晦暗无泽，神疲乏力，畏寒肢冷，腰膝酸软，少腹拘急不仁，夜尿频多，舌淡胖，苔薄白，脉沉细无力。诊断为阳痿。

辨治：肾阳不足，宗筋挛急之祸。以温肾壮阳，活血通络为法。方用自拟补阳举事方。上方每日1剂，分2次服。嘱患者禁欲，服上方半月余，自述晨勃出现，畏寒肢冷、腰膝酸软症状明显改善，仍有少腹拘急，故基础方加阳起石25g，淫羊藿25g，全蝎5g以加强温肾壮阳之功时而搜风通络止痛，嘱患者可行房事，又服15余剂患者自述勃起障碍减轻，仍有硬度欠佳伴有早泄症状，故基础方加阳起石25g，淫羊藿20g，益智仁20g以增强壮阳固精之功。逾15剂患者展颜复诊，自述勃起有力，房事满意，基础方加川芎20g，肉苁蓉20g，以活血通络，助肾阳行于宗筋，嘱患者口服10剂后停药，改服右归丸半月以求肾阳得续，填精固本。1月后随访，患者性功能恢复。

【解读赏析】阳痿在现代医学上称为勃起功能障碍，是指成年男子性交时，由于阴茎萎软不举，或举而不坚，或坚而不久，无法进行正常性生活的病症。但对因发热、过度劳累、情绪问题等因素造成的一时性阴茎勃起障碍，不能视为病态。阳痿病症在祖国医学上首载于《黄帝内经》《灵枢·邪气脏腑病形篇》称之为"阴痿"或"阳事不举"，《素问·痿论》中又称"宗筋弛纵"和"筋痿"，认为虚劳与邪热是引起阳痿的主要病因；《诸病源候论篇》认为："劳伤于身肾，肾虚不能荣于阴器，故痿弱也"；《重订济生方》所言："男子阴茎不起，真阳衰惫……阳事不举"，因此在治疗上主张温肾壮阳为法。古代医家认为，宗筋的勃起有赖于气血运行的正常。在气血滞行下造成宗筋失养，阳物举而不坚或坚而不硬。刘先生认为阳痿治疗就可遵循温阳补肾、活血通络为其治疗原则。

方中附子与肉桂都能温补命火，以疗下焦虚寒、阳气不足之症为君药。仙茅温肾壮阳，壮筋骨；菟丝子补肾精，壮腰膝，固下元；巴戟、锁阳温肾壮阳，益精血；故纸、韭子助锁阳补肾助阳，固精止遗，以上为臣药。蜈蚣力猛性燥，善走攒通达，为佐药；沙苑子补肾助阳，固精缩尿，为佐药。牛膝逐瘀通经，补肝肾，强筋骨为使药；诸药协同，以求温肾中有通络，壮阳中有固涩，寓活血化瘀在其中。

刘师在多年临床中体会阳痿之病往往肾阳虚衰所致，然一味温肾壮阳虽有症状改善，但无活血为导，则犹兵至城郭而夺门无路，无搜风则药力不可迅达于末，无固涩则领地恐有失。故温肾、活血、通络、固涩共济，缺一不可。

编辑整理：刘奇峰

清热消渴方

【组成】石膏50g，知母25g，黄芪40g，葛根20g，花粉20g，石斛25g，沙参30g，丹参30g，山药25g，黄连15g，玄参25g，苍术15g。

【功用】滋阴清热，生津止渴。

【适应症】消渴

【刘氏临证心得】顾某，男，58岁，农民，于2015年4月16日初诊。主诉：

发现血糖增高1月余。刻下证：口干，乏力，善饥，多饮，体胖，舌红苔薄黄，脉细数。经化验发现空腹血糖8.6mmol/L，餐后血糖13.1mmol/L，糖化血红蛋白7%，尿糖（++）。诊断为消渴。

辨治：阳气亢盛、久病伤阴、燥热偏盛、耗伤津液之患也。以清热养阴，生津止渴为法。方用自拟清热消渴方。上方每日1剂，分2次服，嘱其保持情志平和，节制饮食，生活调摄。服药半月余，复诊自述口干、善饥、多饮症状明显改善，自觉腰酸，故上方加山萸肉20g，熟地25g，丹皮30g以增强补肾之功，20余剂后患者自述上述症状得以控制。继续应用此方，三个月后随诊，空腹血糖5.8mmol/L，餐后血糖10.3mmol/L，糖化血红蛋白6%，尿糖（－）。

【解读赏析】

Ⅱ型糖尿病是临床最为常见的内分泌疾病，以慢性高血糖为主要特点，伴有胰岛素分泌缺陷或胰岛素抵抗，导致出现糖类、蛋白质、脂质等代谢紊乱，引发一系列症状。本病以多饮、多尿、多食、消瘦为主要症状，部分患者易出汗、易疲劳，长期发展可出现多种并发症，表现为视力模糊、下肢浮肿、心悸、胸闷等症状，严重威胁患者的健康。中医认为，本病属"消渴"范畴，《诸病源候论》及《千金方》将"消渴"专列为一种病，系统而全面地阐述了病因、症状、脉象及并发症等。"消渴"是以阴虚为本，燥热为标，导致机体气阴两虚、虚热内生，治疗当以滋阴清热、生津止渴为大法。

刘师遵循仲景思想，石膏、知母为君，体现白虎汤行清气分热，清热生津之功效。又沿袭前人之法，遵施今墨对药，苍术配玄参降血糖，黄芪配山药降血糖、尿糖。两个对药，一气一阴，一脾一肾（苍术健脾，玄参滋肾，黄芪补脾，山药益肾），从先后天两脏扶正固本，降血糖、尿糖，确有卓效。

刘师认为消渴证虽有虚实之分，然三消多虚，且肾虚为本。治从肺、脾、肾三脏入手，尤以肾为重点，故行药不忘补肾培元。同时久病多瘀，脉道失于濡养，故常丹参配葛根养血活血，生津润脉为其用药心得。

编辑整理：刘奇峰